Antonio Ribeiro

Protocolo de Dieta para Perda de Peso

Dicas de especialistas em saúde e emagrecimento, para te ajudar na perca de peso com eficácia e saúde.

Definição de jejum e seus benefícios

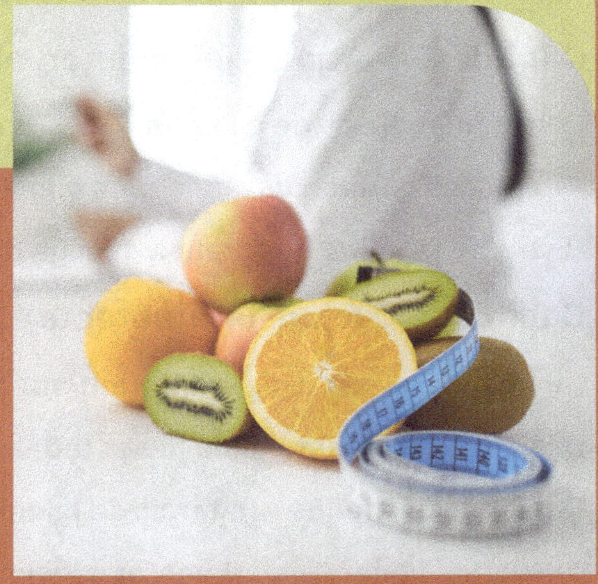

Tipos de jejuns e metodo de aplicação.

Essencialmente, o jejum intermitente (ou IF, para abreviar) é um padrão de alimentação e não uma dieta regular.

ÍNDICE

Notícia legal

Este livro está protegido por direitos autorais. Isto é apenas para uso pessoal. Você não pode alterar, distribuir, vender, usar, citar ou parafrasear qualquer parte ou o conteúdo deste livro sem o consentimento do autor ou proprietário dos direitos autorais. Uma ação legal será adotada se isso for violado.

Aviso de isenção de responsabilidade:

Observe que as informações contidas neste documento são apenas para fins educacionais e de entretenimento. Foram feitas todas as tentativas para fornecer informações completas precisas, atualizadas e confiáveis. Nenhuma garantia de qualquer tipo é expressa ou implícita. Os leitores reconhecem que o autor não está envolvido na prestação de aconselhamento jurídico, financeiro, médico ou profissional.

Ao ler este documento, o leitor concorda que, sob nenhuma circunstância, somos responsáveis por quaisquer perdas, diretas ou indiretas, incorridas como resultado do uso das informações contidas neste documento, incluindo, entre outros, erros, omissões, ou imprecisões.

Introdução

Por que o jejum intermitente é tão popular?

A obesidade está se tornando um problema crescente. Portanto, não é de admirar que tantas pessoas estejam procurando uma maneira melhor de perder peso. Dietas tradicionais que restringem calorias geralmente não funcionam para muitas pessoas. É difícil seguir esse tipo de dieta a longo prazo. Isso geralmente leva à dieta do ioiô - um ciclo interminável de perda e ganho de peso. Isso não apenas resulta em problemas de saúde mental, como também pode levar a um ganho ainda maior de peso.

Portanto, não surpreende que muitas pessoas procurem uma dieta que possa ser mantida a longo prazo. O jejum intermitente é uma dessas dietas. Mais uma mudança de estilo de vida do que um plano alimentar, é diferente das dietas regulares. Muitos seguidores do jejum intermitente acham fácil seguir por longos períodos. Melhor ainda, ajuda a perder peso de maneira eficaz.

No entanto, esse tipo de plano alimentar também oferece benefícios além da perda de peso. Muitas pessoas acreditam que ele também pode oferecer outros benefícios à saúde e bem-estar. Dizem que alguns desses benefícios se estendem ainda mais - alguns dizem que os torna mais produtivos e focados. Como resultado, eles podem se tornar mais bem-sucedidos no local de trabalho. Houve histórias recentes na mídia de CEOs que afirmam que seu sucesso se deve a um jejum intermitente.

No entanto, os benefícios não param por aí. Há alguma evidência para mostrar que o jejum intermitente (ou FI) também ajuda o bem-estar de outras maneiras. Foi dito para melhorar os níveis de açúcar no sangue e imunidade. Pode aumentar a função cerebral, diminuir a inflamação e reparar as células do corpo também.

Com tudo isso em mente, é fácil ver por que esse modo de comer está se tornando mais popular. Aqui, veremos mais de perto por que o jejum intermitente funciona para promover a perda de peso. Examinaremos os benefícios dessa mudança de estilo de vida e mostraremos como começar com este protocolo de dieta.

CHAPTER 1

WHAT IS INTERMITTENT FASTING?

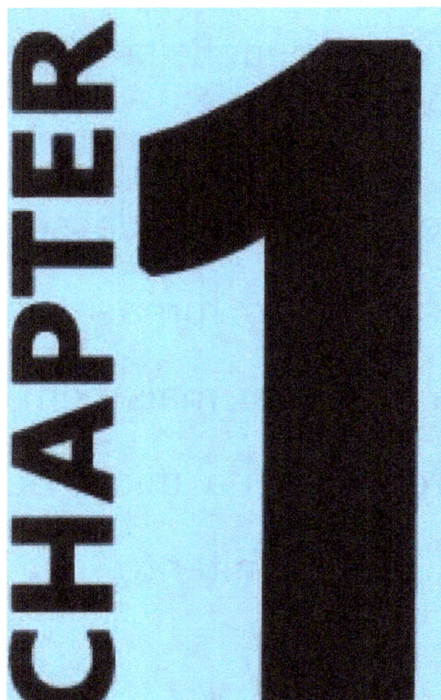

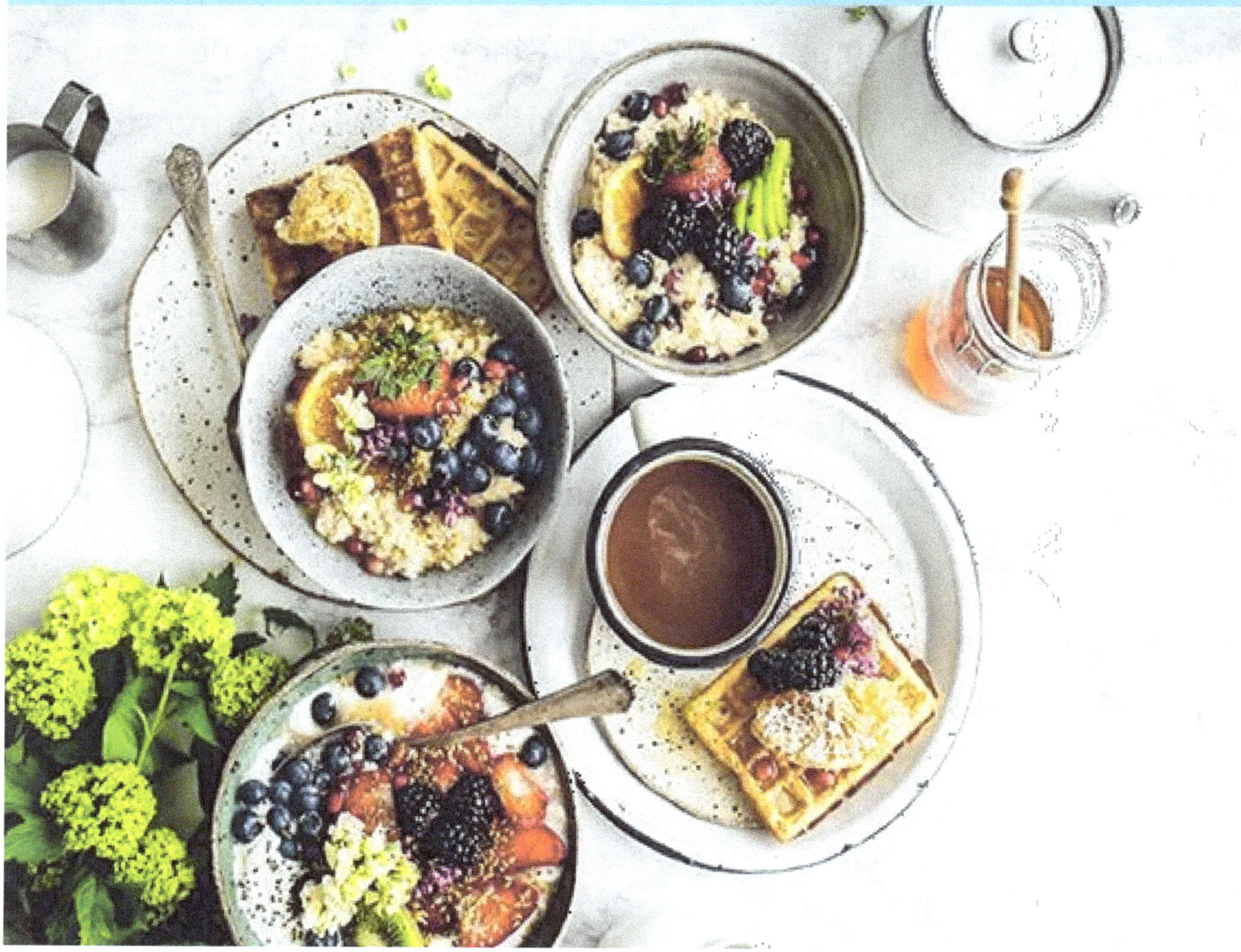

Capítulo 1 - O que é o jejum intermitente?

O jejum intermitente está rapidamente se tornando uma escolha popular entre aqueles que tentam perder peso. No entanto, também é popular entre muitas outras pessoas que desejam colher seus benefícios de saúde e bem-estar. Então, o que é o jejum intermitente?

Como o jejum intermitente é diferente de outras dietas?

Essencialmente, o jejum intermitente (ou IF, para abreviar) é um padrão de alimentação e não uma dieta regular.

Dietas padrão se concentram no que você está comendo. Dieters são restritos a um certo número de calorias ou tipos específicos de alimentos. Isso leva os dieters a pensar constantemente sobre o que são e não podem comer.

Alimentos gordurosos e açucarados são absolutamente proibidos. Há um forte foco em vegetais, frutas e refeições com pouca gordura e baixo teor de açúcar. Aqueles que seguem essas formas de comer frequentemente acabam fantasiando sobre guloseimas e lanches.

Enquanto eles podem perder peso, eles podem ter dificuldade em manter seu plano alimentar a longo prazo.

O jejum intermitente é diferente. É um estilo de vida e não uma dieta. Envolve padrões alimentares durante os quais você alterna entre janelas de jejum e alimentação. Ao contrário de outras dietas, ele não se concentra no que você está comendo. Em vez disso, ele se concentra em quando você deve comer. Alguns dieters desfrutam da maior liberdade que isso lhes dá. Eles podem comer os alimentos que apreciam sem culpa. Muitas pessoas também acham que se encaixa melhor em seus estilos de vida. No entanto, existem algumas armadilhas potenciais quando se trata de FI para perda de peso.

As origens do jejum intermitente

O jejum intermitente como opção de estilo de vida é relativamente novo. No entanto, o conceito de jejum certamente não é. Existem versículos na Bíblia e no Corão sobre o jejum para fins religiosos. Muitas pessoas religiosas ainda jejuam hoje por motivos religiosos. O mês do Ramadã continua sendo um período em que os muçulmanos se abstêm de comer do nascer ao pôr do sol. Portanto, é fácil ver de onde se origina a idéia de jejum intermitente.

Mesmo durante as civilizações gregas antigas, o jejum era praticado. Em muitas culturas primitivas, o jejum fazia parte de muitos rituais. Também formou a base de protestos políticos - por exemplo, pelos sufragistas no início dos anos 20.º século.

O jejum terapêutico tornou-se uma tendência durante o século
XIX, como forma de prevenir ou tratar problemas de saúde. Realizado sob
a supervisão de um médico, esse tipo de jejum foi adotado para tratar
muitas condições, desde hipertensão até dores de cabeça.

Cada jejum foi adaptado às necessidades do indivíduo. Pode demorar
apenas um dia ou até três meses. Embora o jejum tenha caído em desuso
quando novos medicamentos foram desenvolvidos, ele ressurgiu
recentemente. Em 2019, "jejum intermitente" foi um dos termos mais
pesquisados. Então, o que você deve saber sobre isso?

Os tipos mais populares de jejum intermitentes

Existem muitos tipos diferentes de jejum intermitente. Cada um tem seus
próprios seguidores. Todos seguem o mesmo princípio de restringir a
ingestão de alimentos por um certo período de tempo. No entanto, a
duração do tempo e a diferença entre comer janelas varia.

Talvez o método IF mais popular seja o 16: 8 rápido. Isso envolve uma
janela para comer de 8 horas, seguida por 16 horas de jejum.
Muitas pessoas acham essa a opção mais conveniente para eles.

Se eles pularem o café da manhã ou o jantar, poderão se adaptar facilmente ao estilo de vida. Como o método Eat-Stop-Eat.

Envolve comer normalmente um dia e evitar alimentos pelas 24 horas seguintes. Os intervalos entre os jejuns podem ser tão curtos quanto 24 horas ou até 72 horas. Outra opção popular de IF é o jejum de 24 horas.

Isso às vezes é conhecido:

O método de jejum 5: 2 também é popular. Isso envolve comer normalmente por cinco dias da semana. Nos outros dois dias consecutivos, o dieter deve restringir seu consumo de calorias para cerca de 500-600 calorias.

Alguns dietistas da IF escolhem o método 20: 4. Isso envolve concentrar todos os alimentos todos os dias em uma janela de quatro horas. Durante as outras 20 horas do dia, o dieter não deve comer calorias.

Existem vários outros tipos de dieta em jejum. Algumas pessoas seguem jejuns prolongados de até 48 ou 36 horas. Outros jejuam por períodos ainda mais longos. Se você está pensando em tentar o FI, precisará escolher o método certo para você.

Por que as pessoas preferem o jejum intermitente?

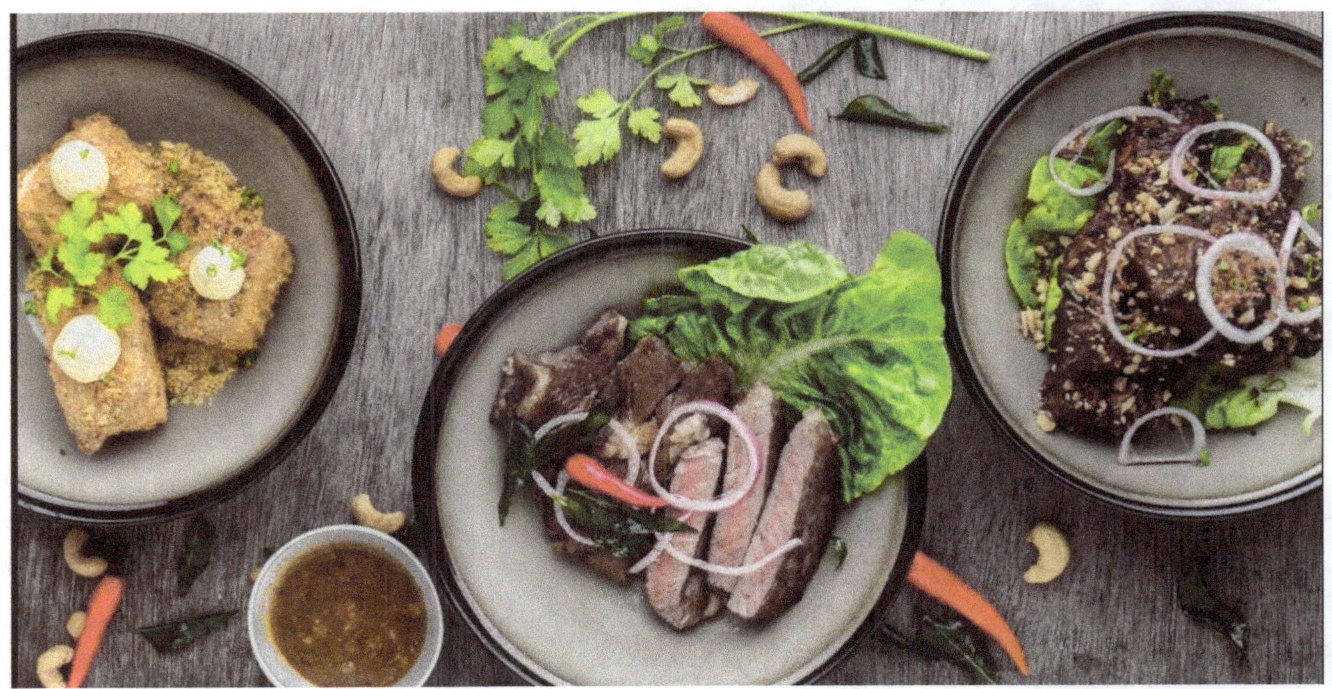

Ao contrário de outros tipos de dieta, o IF permite que os participantes comam praticamente o que querem. Eles podem comer os alimentos açucarados ou gordurosos que desejam. Eles podem sair para comer e não se preocupar com a contagem de calorias. Eles não precisam comer alimentos de que não gostam. Eles não precisam se sentirem como se estivessem se privando das coisas que amam. É fácil ver por que é uma escolha tão popular.

Não apenas isso, mas o jejum intermitente oferece muito mais benefícios do que outros tipos de dieta. Sim, promove rápida perda de peso. No entanto, também ajuda os dieters a se sentirem mais concentrados e a serem mais produtivos. Isso os ajuda a se sentirem mais saudáveis e com mais energia. Com os benefícios de bem-estar que esse modo de comer traz, não é de admirar que as pessoas o prefiram a dietas regulares.

CHAPTER 2

THE BENEFITS OF INTERMITTENT FASTING

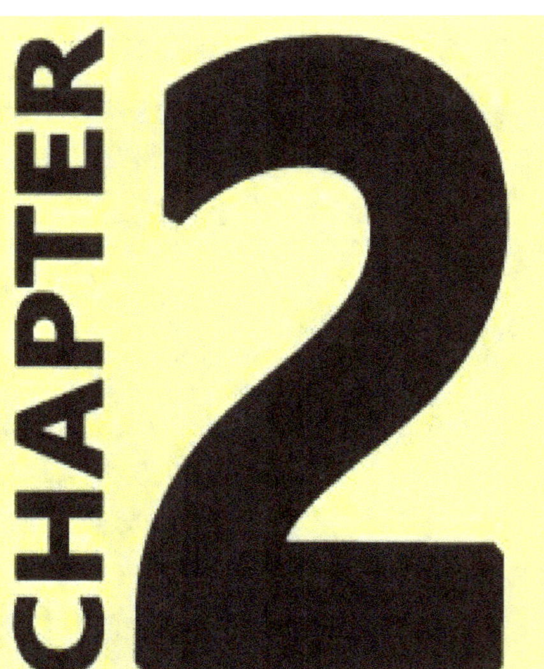

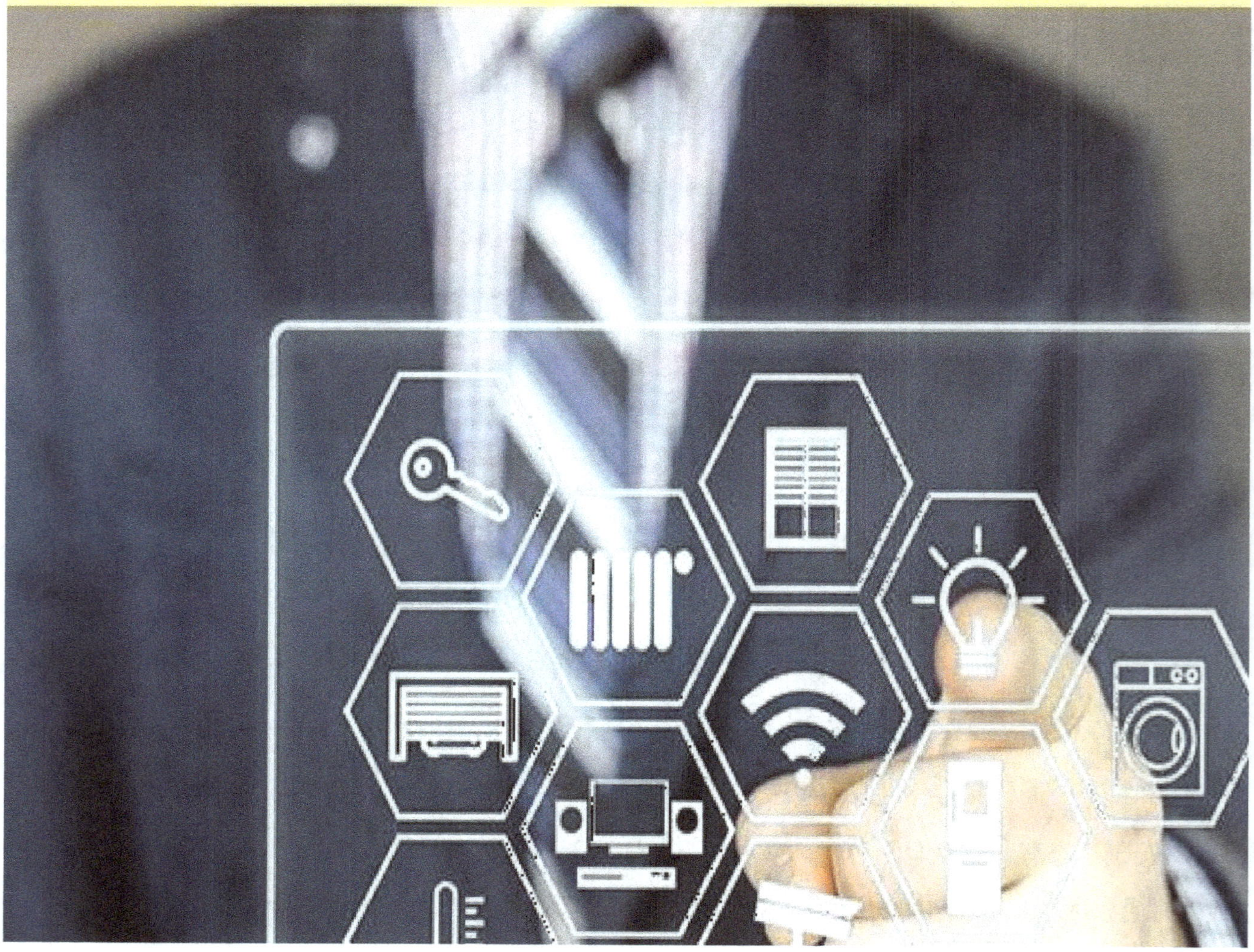

Capítulo 2 - Os benefícios de Jejum intermitente

Existem vários benefícios que aqueles que seguem um estilo de vida em jejum intermitente relatam. Aqui, vamos dar uma olhada em alguns dos mais comuns.

Perda de peso

Muitas pessoas que fazem jejum intermitente o fazem para perder peso rapidamente. Há evidências para mostrar que esse modo de comer ajuda a perder os quilos mais rapidamente. Existem várias razões pelas quais o IF ajuda a perder peso. Aumenta a função do metabolismo para queimar gordura mais rapidamente.

Também reduz o número de calorias que você consome em 24 horas. Ao diminuir os níveis de insulina, aumentar os níveis de hormônio do crescimento e aumentar a noradrenalina, o IF acelera a quebra de gordura. Também facilita o uso de gordura para produzir energia.

Demonstrou-se que o jejum por curtos períodos aumenta a taxa metabólica em até 14%. Isso significa que você queima mais calorias. Como resultado, o IF pode ajudar a causar perda de peso de até 8% durante um período de 3 a 24 semanas. É uma perda impressionante!

Aqueles que tentam o FI relatam uma redução de 7% na circunferência da cintura. Isso indica uma perda de gordura da barriga - o tipo de gordura mais prejudicial que resulta em doença. Como um bônus adicional, o IF causa redução de perda muscular quando comparado às dietas de restrição calórica.

Reparando Células

 Quando você jejua, as células do seu corpo iniciam um processo de remoção de células residuais. Isso é conhecido como "autofagia". A autofagia envolve a decomposição das células do corpo. Também envolve a metabolização de proteínas disfuncionais e quebradas que se acumularam ao longo do tempo nas células.

Qual é o benefício da autofagia? Bem, os especialistas acreditam que ele oferece proteção contra o desenvolvimento de várias doenças. Estes incluem a doença de Alzheimer e câncer.

Portanto, se você seguir um regime de jejum intermitente, poderá ajudar a se proteger de doenças. Como resultado, você pode viver uma vida mais longa e saudável.

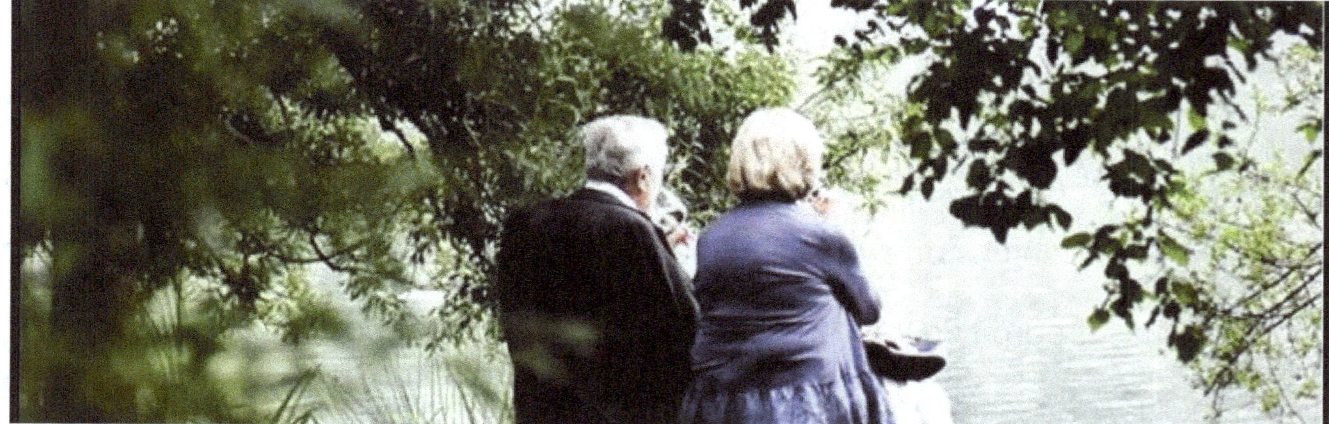

Sensibilidade à insulina

Mais pessoas do que nunca têm diabetes tipo 2. A doença está se tornando mais comum devido ao aumento da obesidade. A principal característica do diabetes é o aumento dos níveis de açúcar no sangue devido à resistência à insulina. Se você pode reduzir a insulina, nível de açúcar no sangue deve diminuir. Isso oferecerá excelente proteção contra o desenvolvimento de diabetes tipo 2.

O jejum intermitente provou ter um grande benefício quando se trata de resistência à insulina. Pode reduzir os níveis de açúcar no sangue em uma quantidade impressionante. Em estudos sobre o jejum intermitente com participantes humanos, os níveis de açúcar no sangue diminuíram em até 6% durante o jejum.

Como resultado, os níveis de insulina em jejum podem reduzir em até 31%. Isso mostra que o FI poderia oferecer o benefício de reduzir a chance de desenvolver diabetes.

Outra pesquisa realizada em ratos de laboratório diabéticos mostrou IF protegido contra danos aos rins. Esta é uma complicação grave associada ao diabetes. Então, novamente, sugere que o jejum intermitente também é uma ótima opção para quem já tem diabetes.

Função cerebral aprimorada

Quando algo é bom para o seu corpo, geralmente também é bom para o seu cérebro. Sabe-se que o jejum intermitente melhora várias características metabólicas. Estes são vitais para uma boa saúde do cérebro.

O jejum intermitente demonstrou reduzir o estresse oxidativo. Também reduz a inflamação e reduz os níveis de açúcar no sangue. Além disso, reduz a resistência à insulina, como mostramos acima. Todos esses são fatores-chave para melhorar a função cerebral.

Estudos realizados em ratos de laboratório também mostraram que o IF pode ajudar a impulsionar o crescimento de novas células nervosas. Isso também oferece benefícios quando se trata de função cerebral. Enquanto isso, também aumenta o nível de BDNF (fator neurotrófico derivado do cérebro). Esse é um hormônio cerebral e, se você é deficiente, pode sofrer de problemas cerebrais e depressão. Ao tentar jejuar intermitente, você terá uma melhor proteção contra esses problemas.

Como uma vantagem adicional, estudos em animais mostraram que o IF pode proteger contra danos ao cérebro causados por derrames.

Tudo isso sugere que o jejum intermitente oferece muitos benefícios à saúde do cérebro.

Diminuição da inflamação

Sabe-se que o estresse oxidativo é um fator-chave nas doenças crônicas e no envelhecimento. O estresse oxidativo envolve radicais livres que são

moléculas instáveis que reagem com outras
moléculas importantes, como DNA e proteínas. O resultado é um dano às moléculas que causam danos ao organismo.

Existem vários estudos para provar que o IF pode ajudar a melhorar a capacidade do seu corpo de resistir ao estresse oxidativo. Outros estudos também mostraram que pode ajudar a combater a inflamação, que também causa muitas doenças comuns.

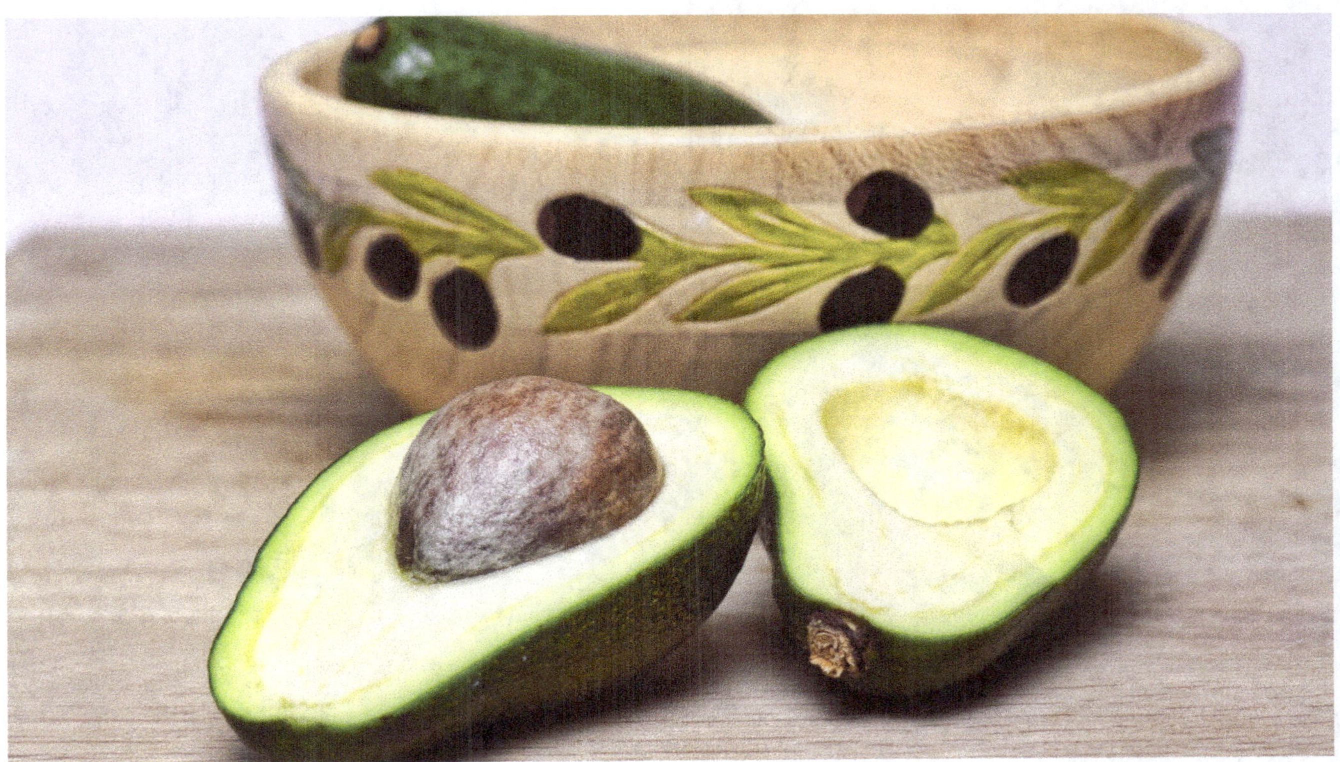

CHAPTER
3
WHY DOES
INTERMITTENT FASTING
HELP TO PROMOTE
WEIGHT LOSS?

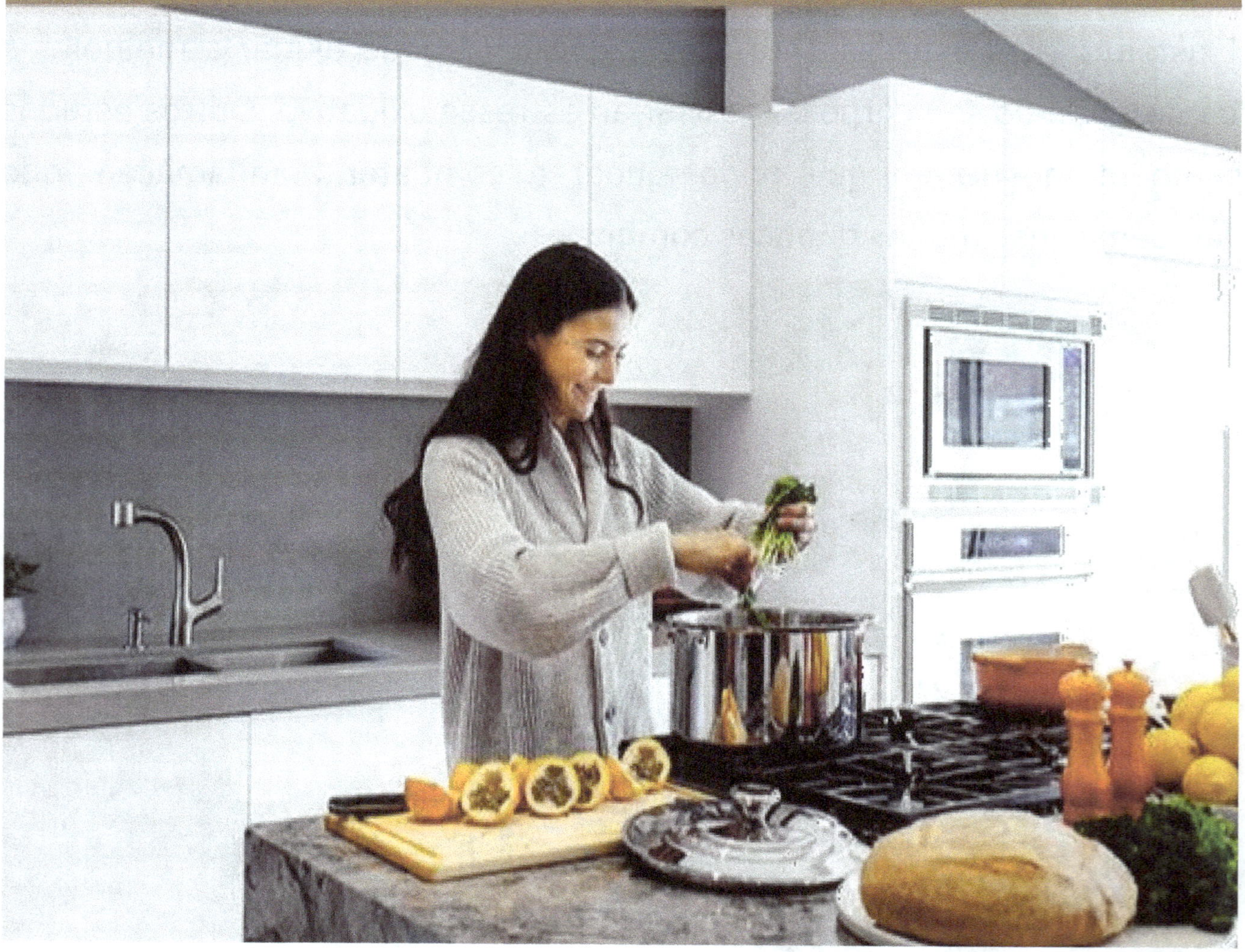

Capítulo 3 - Por que o jejum intermitente ajuda a promover a perda de peso?

Embora o jejum intermitente ofereça muitos benefícios, o maior deles é a perda de peso. A maioria das pessoas que adotam esse estilo de vida espera perder peso e manter um peso corporal saudável. Então, por que o jejum intermitente ajuda a promover a perda de peso? Aqui, examinamos as três principais razões.

Consumo reduzido de calorias

A principal razão pela qual o FI ajuda a aumentar a perda de peso é porque você come naturalmente menos. Quando você tem apenas uma pequena janela para comer, você tem menos tempo para comer. Geralmente, você perde pelo menos uma refeição por dia para acomodar essa programação.

Como resultado, você consumirá menos calorias a cada período de 24 horas. Como você sabe, você deve manter um déficit calórico para perder peso. Portanto, o IF ajuda você a atingir seus objetivos de perda de peso de forma eficaz.

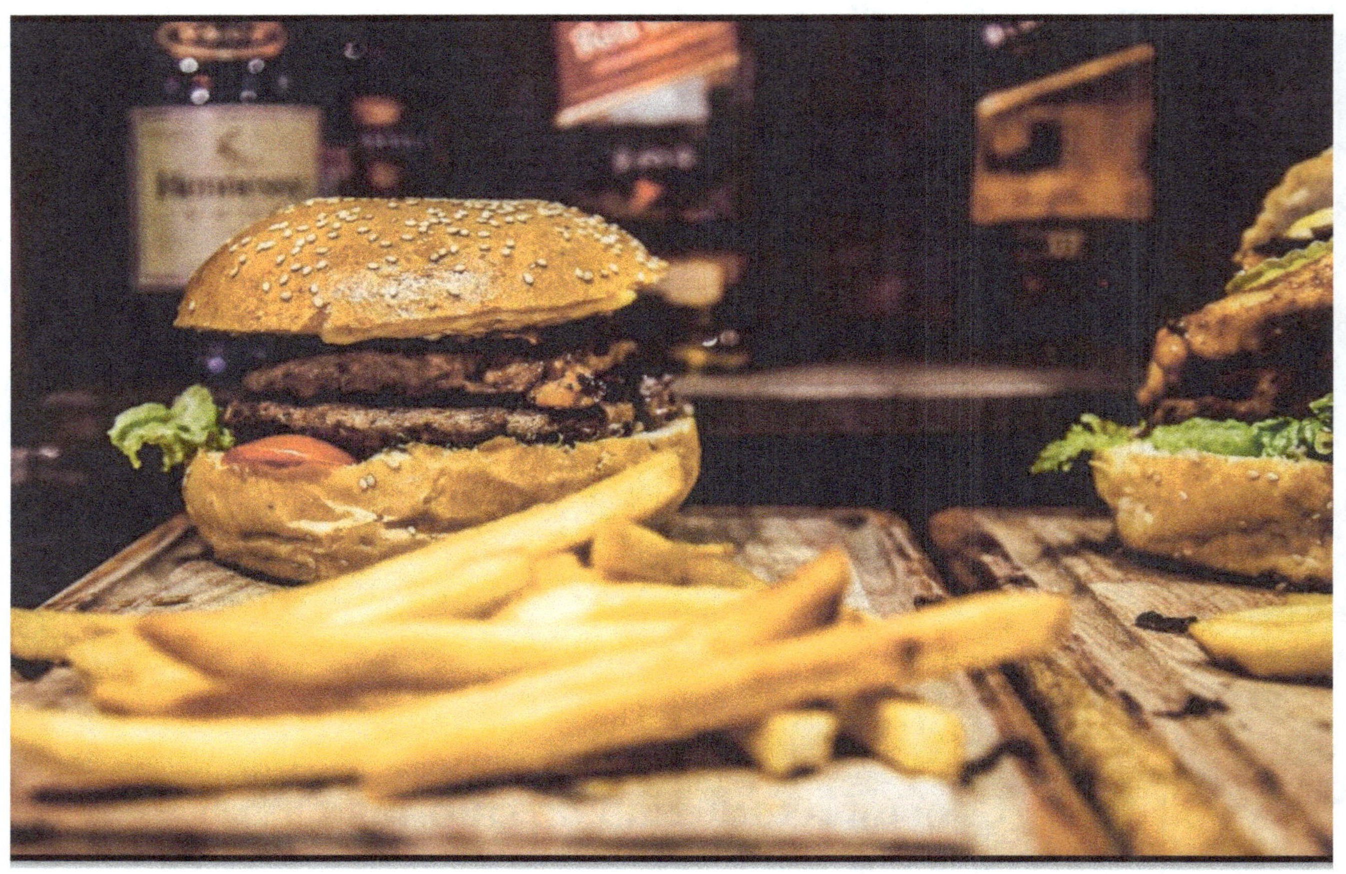

É importante notar, no entanto, que algumas pessoas não perdem peso quando jejuam intermitentemente. Isso ocorre porque eles não reduzem sua ingestão de calorias. Durante a janela de comer, eles continuam comendo tanto quanto comeriam se estivessem comendo normalmente. Portanto, eles não têm o déficit calórico necessário para eliminar os quilos.

Contanto que você não coma excessivamente durante a janela de refeições, você reduzirá automaticamente sua ingestão de calorias.

Alterações hormonais aumentam o metabolismo

 O corpo humano armazena energia na forma de calorias na gordura corporal. Se você não comer, seu corpo muda várias coisas para que a energia armazenada possa ser mais acessível. Essas mudanças envolvem a atividade do seu sistema nervoso. Eles também incluem grandes mudanças em vários hormônios-chave.

Essas alterações ocorrem no metabolismo quando você está em jejum:

- A insulina aumenta toda vez que você come. Se você jejuar, seu nível de insulina diminuirá drasticamente. Um nível mais baixo de insulina facilita a queima de gordura

- HGH (hormônio do crescimento humano) dispara quando você jejua. Pode aumentar em até cinco vezes o seu nível normal. O hormônio do crescimento ajuda no ganho muscular e na perda de gordura.

- A noradrenalina (noradrenalina) é enviada pelo sistema nervoso para as células adiposas. Isso faz com que eles quebrem sua gordura corporal. É transformado em ácidos graxos livres. Estes são então queimados para produzir energia.

Muitas pessoas acreditam que se você acelerar o seu metabolismo diminui. No entanto, as evidências mostram que o jejum a curto prazo pode aumentar a queima de gordura. Houve dois estudos que mostraram que o jejum por 48 horas aumenta o metabolismo em até 14%.

Níveis reduzidos de insulina aceleram a queima de gordura

Você provavelmente já conhece a insulina devido à sua importância para os diabéticos. Pessoas com diabetes precisam tomar insulina para manter a função normal.

No entanto, muitas pessoas não sabem o que a insulina faz no corpo ou mesmo o que é. A insulina é um hormônio produzido pelo pâncreas. Seu trabalho é converter açúcar (glicose) no sangue em energia. As células então usam essa energia como combustível. A insulina também tem outro papel a desempenhar no corpo. Isso impulsiona o armazenamento de gordura.

O nível de insulina no corpo aumentará sempre que você comer. Também diminui sempre que você jejua. O nível mais baixo de insulina causado quando você jejua pode ajudar a evitar o excesso de armazenamento de gordura. Também ajuda o corpo a mobilizar a gordura que já está armazenada. Como resultado, pode aumentar sua perda de gordura e ajudá-lo a perder peso mais rapidamente.

4

IS INTERMITTENT FASTING SAFE?

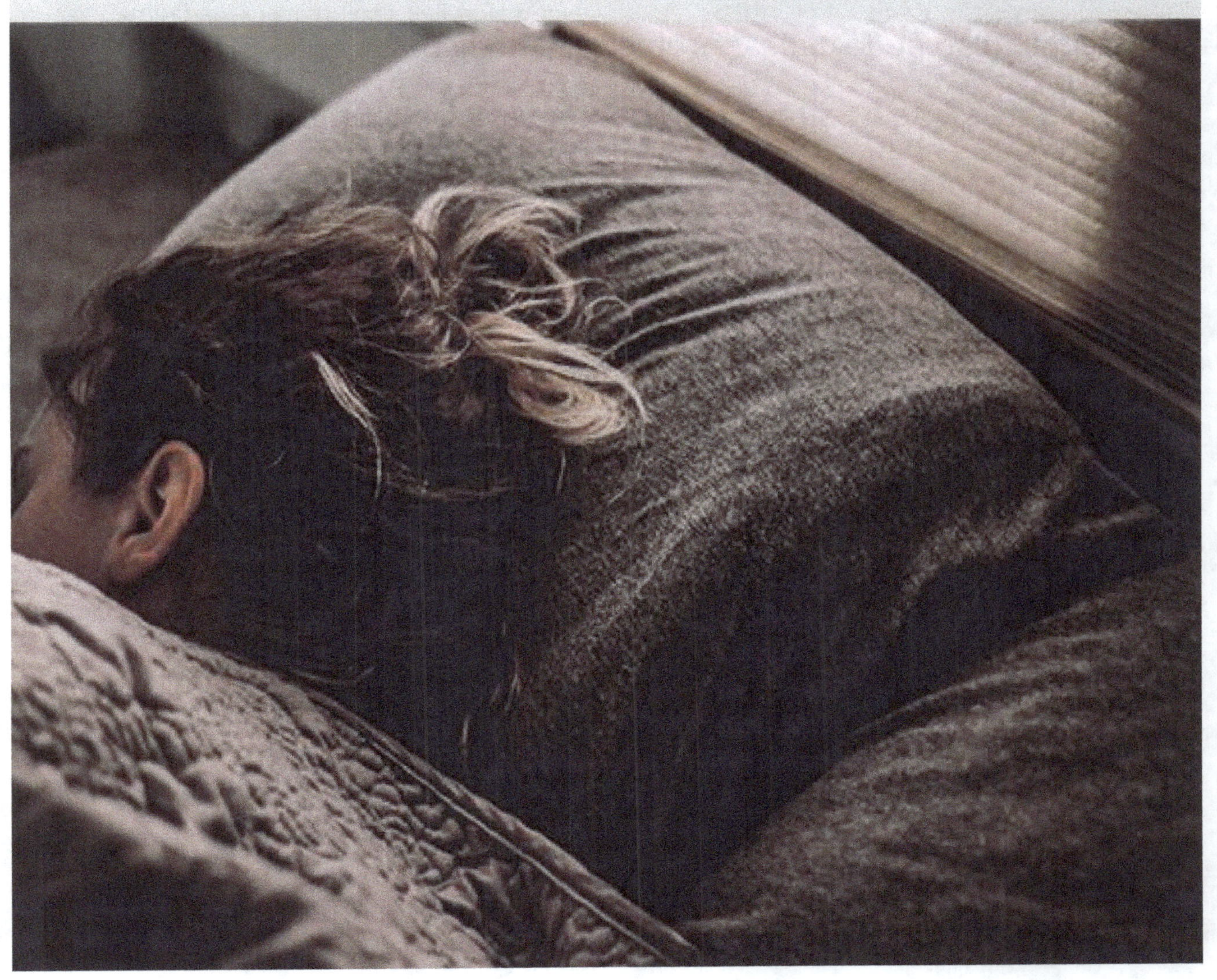

Capítulo 4 - O jejum intermitente é seguro?

Você pode querer seguir um estilo de vida intermitente em jejum, mas pode estar preocupado com a segurança. Afinal, nem toda dieta é adequada para todos.

Um fator chave na perda de peso segura e bem-sucedida é obter nutrição suficiente. Se você não receber minerais, vitaminas e proteínas suficientes, poderá ficar doente. Com poucas calorias e um padrão alimentar muito restritivo, talvez você não consiga obter nutrientes suficientes. Isso pode causar problemas médicos.

A boa notícia é que o jejum intermitente parece ser uma maneira segura de comer para a maioria das pessoas. No entanto, existem alguns casos em que o jejum intermitente deve ser evitado.

Quem deve evitar o jejum intermitente?

Existem alguns grupos de pessoas que devem tomar cuidado ao fazer jejum intermitente. Embora eles não precisem evitar completamente esse estilo de vida, eles precisam mostrar cautela.

O primeiro são os filhos. As crianças estão crescendo e se desenvolvendo. Portanto, eles precisam ingerir calorias suficientes todos os dias. Eles também precisam obter nutrientes suficientes na forma de minerais e vitaminas. Sem proteína suficiente, eles não podem crescer adequadamente. Isso pode levar a uma série de problemas. Doenças como o escorbuto podem ser causadas devido à falta de vitaminas. Embora alguns especialistas sugiram que as crianças possam jejuar com segurança, é algo que deve ser abordado com cautela.

Os diabéticos também devem tomar cuidado quando fazem jejum intermitente. É verdade que o IF tem vários benefícios potenciais para os diabéticos. Isto é devido ao efeito nos níveis de insulina e açúcar no sangue. No entanto, existem alguns perigos possíveis. Se você jejuar e tiver diabetes, seu nível de açúcar no sangue poderá cair perigosamente baixo. Isso é especialmente provável se você estiver tomando medicamentos para controlar a doença.

Quando você não come, seu nível de açúcar no sangue será menor. Sua medicação pode deixá-la cair ainda mais, levando a hipoglicemia. Isso pode fazer você desmaiar, sentir-se instável ou entrar em coma. Outro problema é que seu nível de açúcar no sangue pode ficar muito alto quando você come. Isso pode acontecer se você consumir muitos carboidratos.

Se você é diabético, sempre converse com um profissional de saúde antes de iniciar o IF. Você também precisará estar mais consciente dos sintomas de baixo nível de açúcar no sangue. Contanto que você seja cauteloso com o que come e evite exercícios físicos, pode ficar bem.

O terceiro e quarto grupos que desejam evitar o FI são mulheres grávidas e que amamentam. Os médicos geralmente recomendam que esses grupos não experimentem o jejum intermitente. Isso ocorre porque a nutrição é absolutamente vital nessas etapas da vida de uma mulher. Não só ela está se alimentando, ela está alimentando seu bebê. Portanto, ela precisa consumir calorias e nutrientes suficientes para apoiar duas pessoas. Isso pode ser difícil ao jejuar intermitentemente. Por conseguinte, só deve ser tentada sob supervisão médica.

O jejum intermitente pode desencadear um distúrbio alimentar?

Para a maioria das pessoas, o jejum intermitente é uma maneira bem-sucedida de comer que não causa problemas. No entanto, existem algumas pessoas que não prosperam nesse estilo de vida. Algumas pessoas têm uma tendência natural a desenvolver comportamentos alimentares desordenados. Essas pessoas podem precisar evitar o jejum intermitente se desencadear um distúrbio alimentar.

Portanto, é vital reconhecer se o jejum intermitente se transformou em padrões de desordem alimentar. Existem vários sintomas para procurar:

- Você tem ansiedade sobre comer e comer.
- Você está se sentindo extremamente cansado
- Você está passando por mudanças de humor, alterações menstruais e problemas para dormir.

Para aqueles que têm uma predisposição genética para padrões alimentares desordenados, o jejum intermitente pode ser perigoso. Isso ocorre porque há um foco em não comer. A maioria das dietas se concentra em diminuir sua ingestão de calorias, comendo alimentos de baixa caloria. O IF minimiza sua ingestão de calorias, evitando comer durante certos períodos. Isso pode levar você a ignorar os sinais de fome do seu corpo. Além disso, para alguém com tendência a desenvolver distúrbios alimentares, você pode tenha medo de comida devido a IF. Isso ocorre porque você pode começar a associar evitar alimentos à perda de peso. Seu cérebro pode começar a recompensá-lo por não comer e desenvolver um medo das refeições.

Algumas pessoas acham que se a dieta faz com que elas comam compulsivamente. Quando estão na janela de comer, acabam comendo demais alimentos com alto teor calórico. Isso imita comportamentos de transtorno alimentar. Portanto, é importante estar ciente de todos os possíveis sinais de que seu jejum está se transformando em um distúrbio alimentar.

Quais são os efeitos colaterais do jejum intermitente?

O jejum intermitente oferece muitos benefícios, mas também tem efeitos colaterais. Isso pode afetar cada indivíduo de maneira diferente. Alguns dos efeitos que você pode ter incluem:

- Sentindo-se mal-humorado, irritável e mal-humorado devido à fome
- Experimentando nevoeiro cerebral ou fadiga excessiva
- Obcecado com o quanto você pode comer ou o que pode comer
- Tonturas persistentes, dores de cabeça ou náusea devido ao baixo
- nível de açúcar no sangue
- Queda de cabelo devido à falta de nutrientes
- Alterações do ciclo menstrual devido à rápida perda de peso
- Prisão de ventre devido à falta de fibras, proteínas,
- vitaminas ou líquidos
- O potencial para desenvolver um distúrbio alimentar
- Distúrbios do sono

A maioria das pessoas não experimenta esses efeitos colaterais de maneira séria. Eles também geralmente desaparecem depois de um tempo. No entanto, para algumas pessoas, esses problemas são graves ou duradouros. Nesse caso, você pode interromper o jejum intermitente até procurar orientação médica.

Os atletas podem experimentar o jejum intermitente?

Alguns atletas juram pelo jejum intermitente como forma de melhorar seu desempenho atlético. No entanto, existem pesquisas mistas sobre o assunto. Algumas evidências sugerem que, se você não consumir carboidratos suficientes, a duração e a intensidade do seu treinamento sofrerão. Enquanto isso, outras pesquisas sugerem que o IF oferece benefícios para os atletas.

Alguns dos benefícios potenciais incluem:

- O hormônio do crescimento aumenta devido a IF. Isso ajudaumentar o crescimento muscular, cartilaginoso e ósseo. Também melhora sua função imunológica - tudo de bom para os atletas.

- Melhora sua flexibilidade metabólica, para que você possa se adaptar mais facilmente entre as fontes de energia. Seu corpo estará mais apto a usar carboidratos ou gordura como fonte de combustível. Também permitirá que você queime gordura por muito mais tempo antes que seu corpo mude para carboidratos. Como resultado, sua insulina permanecerá baixa e sua recuperação pós-exercício melhorará.

- IF reduz a inflamação. Isso ajuda a sua recuperação pós-exercício. Ao

se exercitar, ocorre uma grande quantidade de inflamação da qual você deve se

recuperar. No entanto, quanto mais rápido a inflamação

diminuir, melhor. SE pode acelerar o processo.

Existem algumas preocupações, no entanto. Esses incluem:

Isso pode causar uma queda de testosterona que é problemática porque

afeta a síntese de proteínas musculares.

Pode ser difícil comer calorias suficientes para ganhar músculos.

É seguro para as mulheres jejuarem?

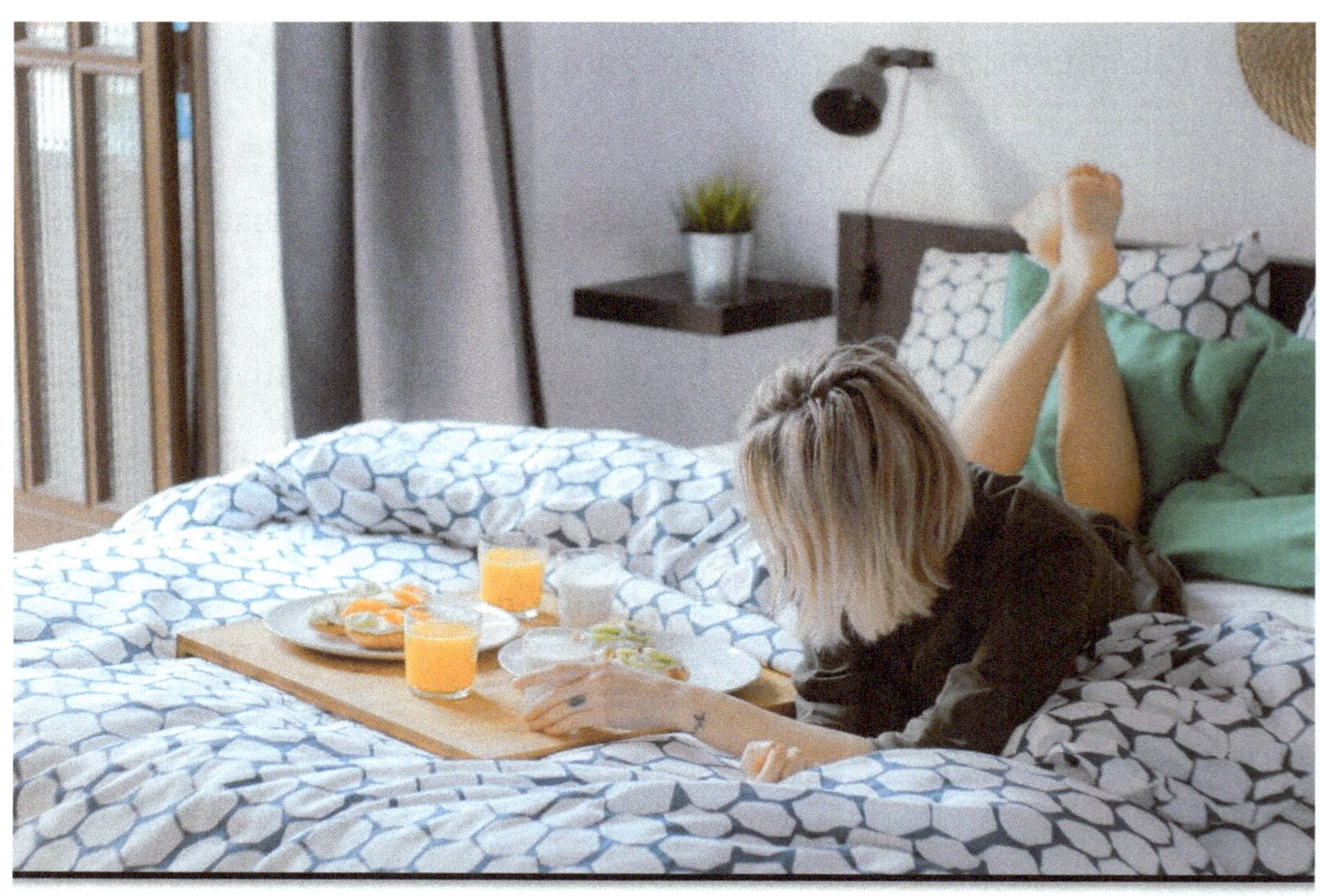

Muitos especialistas dizem que é perfeitamente seguro para as mulheres jejuar. No entanto, há evidências de que as mulheres têm maior sensibilidade aos sinais de fome.

Quando o corpo sente fome, aumenta a produção de grelina e leptina, os hormônios da fome. Isso causa um balanço energético negativo e freqüentemente, mudanças de humor descontroladas.

As mulheres também são mais propensas a outros desequilíbrios hormonais, se o fizerem.

Isso pode causar dificuldades no ciclo menstrual. Também pode interferir na produção do hormônio da tireóide.

Isso poderia ser problemático para quem sofre de condições auto-imunes. Isso não significa, porém, que as mulheres não possam experimentar o jejum intermitente. Isso significa apenas que eles precisam tomar mais cuidado.

Pode ser melhor para as mulheres começar com uma forma mais suave de FI. Em vez de um jejum longo, um jejum de 12 a 14 horas pode ser a melhor opção.

Algumas mulheres prosperam com o jejum intermitente, enquanto outras acham que não lhes convém. Vale a pena experimentar para ver se funciona para você.

5

A PROTOCOL FOR 16:8 INTERMITTENT FASTING

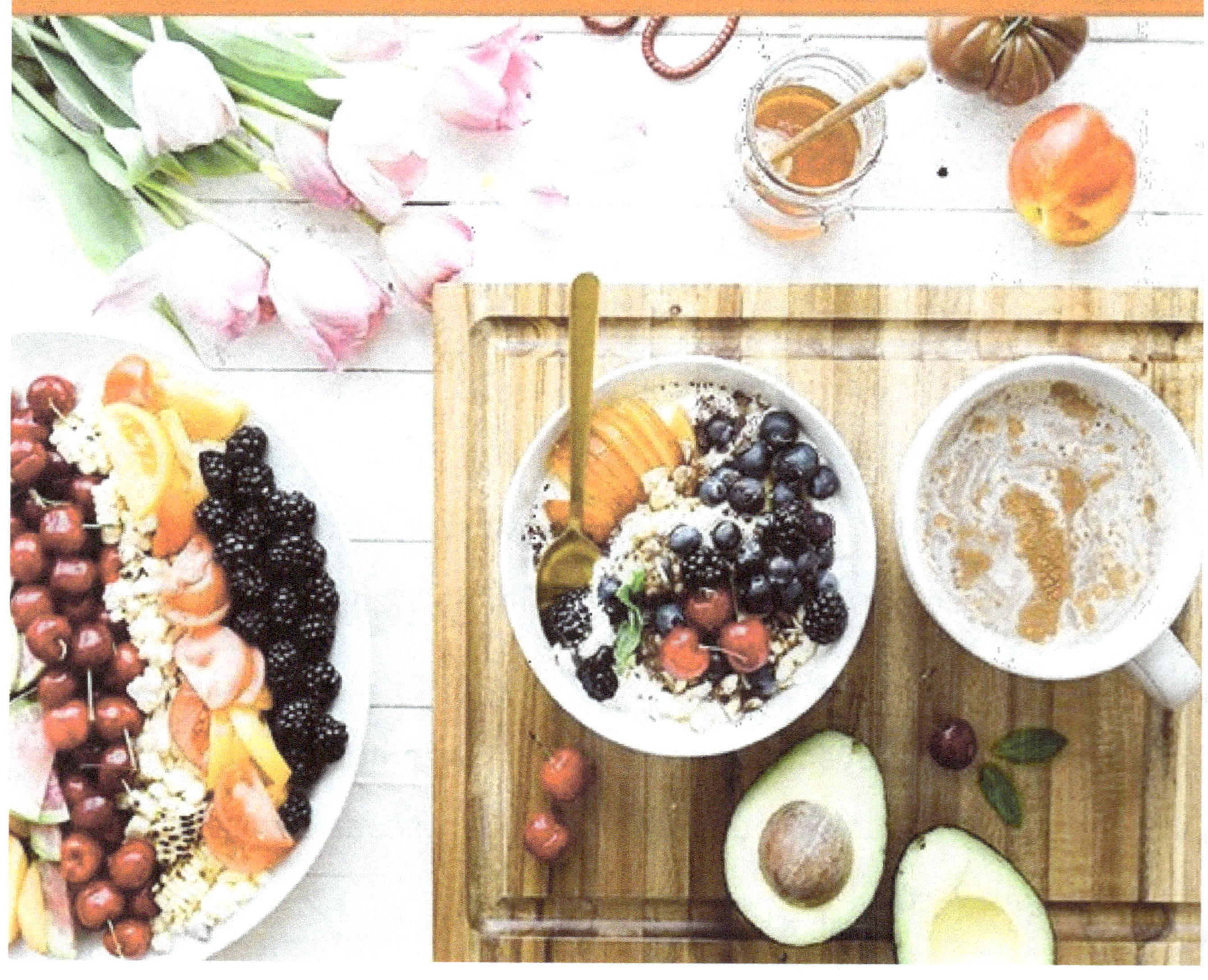

Capítulo 5 - Um protocolo para jejum intermitente 16: 8

Se você deseja experimentar o jejum intermitente, comece com o jejum 16: 8. Esse método envolve jejuar por 16 horas e, em seguida, ter uma janela para comer de 8 horas. É uma das formas mais populares dessa maneira de comer. Se você estiver pronto para começar, aqui está um protocolo para 16: 8 IF.

Escolhendo uma janela para comer

Quando você estiver pronto para começar o jejum 16: 8, a primeira coisa a fazer é escolher uma janela para comer. Esse período de 8 horas pode ser a qualquer hora do dia. Portanto, você pode escolher o momento certo para se adequar às suas preferências e estilo de vida.

Quando você escolhe suas oito horas preferidas, deve limitar o consumo de alimentos a essas horas.

Como você escolhe as horas certas para você? Muitas pessoas gostam de uma janela para comer do meio-dia às 20h.

Isso acontece porque elas podem durante a noite, pule o café da manhã e depois aproveite o almoço e o jantar nos horários habituais. Eles podem até adicionar alguns lanches saudáveis ao seu regime.

Para as pessoas que preferem fazer três refeições por dia, às 9 horas da manhã. 17:00 comer janela pode ser melhor. Isso permite o café da manhã às 9h, almoço ao meio-dia e jantar cedo às 16h.

Outros preferem esperar até o início da tarde para quebrar o jejum e depois para a última refeição antes de dormir.

Qualquer que seja a janela que você escolher, verifique se ela se encaixa nos seus padrões de estilo de vida. Se você escolher errado, não será capaz de manter sua dieta.

Planejando Alimentos Saudáveis

Para maximizar os benefícios da dieta 16: 8, você deve comer alimentos saudáveis, tanto quanto possível. Se você encher com alimentos ricos em nutrientes, não sentirá fome nem desejará alimentos não saudáveis. Isso ajudará você a manter sua nova maneira de comer a longo prazo.

Enquanto você pode desfrutar de alguns petiscos e guloseimas, você deve equilibrar cada refeição com uma variedade de alimentos integrais.

Alguns dos melhores incluem:

- Frutas como bananas, maçãs, laranjas, peras, pêssegos e frutas
- Legumes como tomate, folhas verdes, pepino, couve-flor e brócolis

- Grãos integrais como aveia, arroz, quinoa, trigo sarraceno e cevada

- Gorduras saudáveis como óleo de coco, abacate e azeite

- Proteína magra como aves, peixes, sementes, nozes, ovos e legumes

Se você consumir comida não saudável, pode acabar negando os benefícios dessa dieta. Portanto, você ainda deve manter as escolhas prejudiciais ao mínimo.

Escolhendo bebidas sem calorias

Você pode beber qualquer uma de suas bebidas preferidas durante sua janela de refeições. Pelo menos dentro da razão! Se você beber várias garrafas familiares de refrigerante gordo, provavelmente não perderá peso!

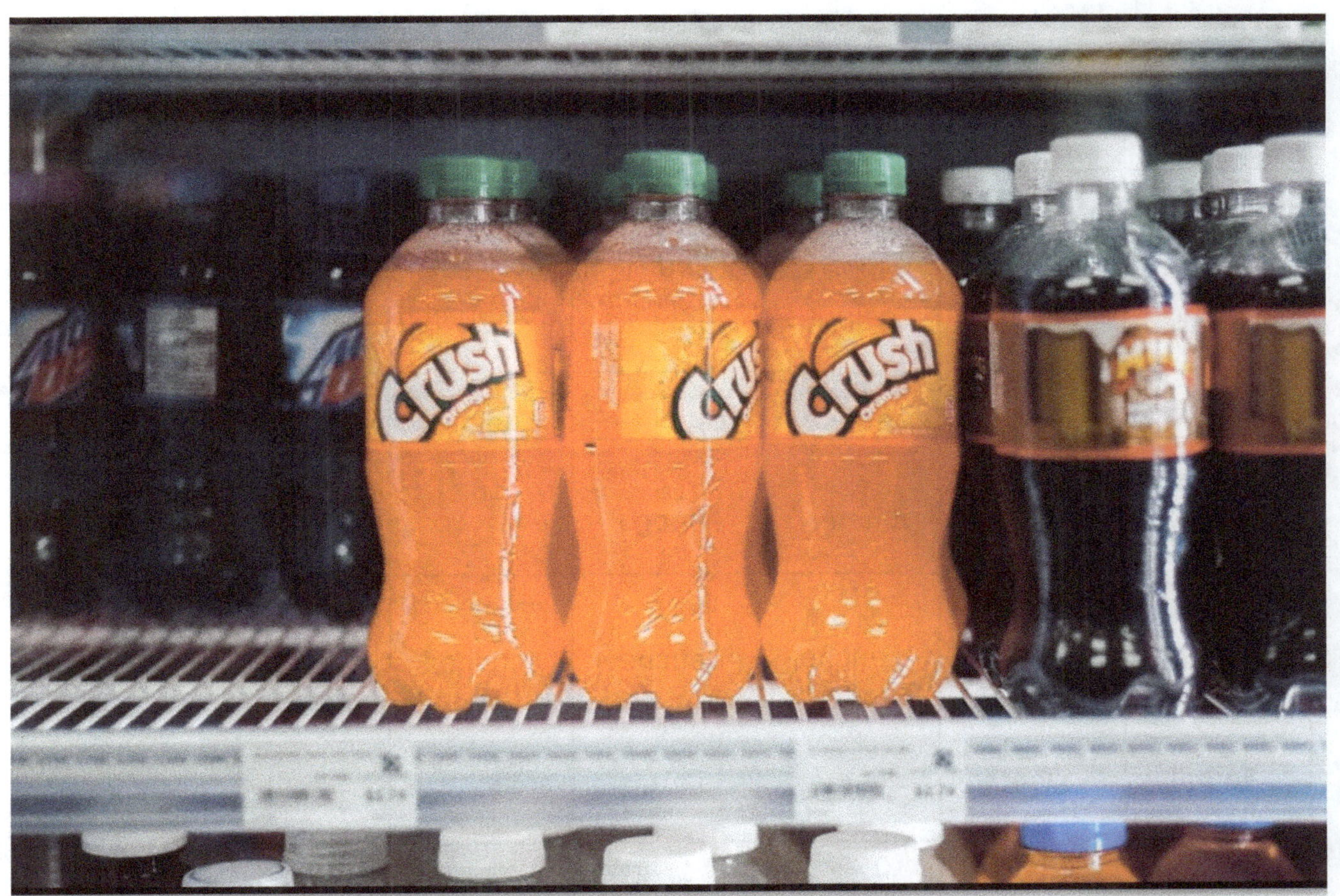

Plano de refeições médias

SEG	TER	QUA	QUI	SEX	SÀB	DOM
9 Bebida sem calorias	9 Bebida sem calorias	9 Bebida sem calorias	9 Bebida sem calorias	9 Bebida sem calorias	9 Bebida sem calorias	9 Bebida sem calorias
11 Café da manhã	11 Café da manhã	11 Café da manhã	11 Café da manhã	11 Café da manhã	11 Café da manhã	11 Café da manhã
14 Almoço	14 Almoço	14 Almoço	14 Almoço	14 Almoço	14 Almoço	14 Almoço
16 Lanche	16 Lanche	16 Lanche	16 Lanche	16 Lanche	16 Lanche	16 Lanche
18 Jantar	18 Jantar	18 Jantar	18 Jantar	18 Jantar	18 Jantar	18 Jantar

Plano de refeições tardias

SEG	TER	QUA	QUI	SEX	SÀB	DOM
11 Bebida sem calorias	11 Bebida sem calorias	11 Bebida sem calorias	11 Bebida sem calorias	11 Bebida sem calorias	11 Bebida sem calorias	11 Bebida sem calorias
13 Lanche	13 Lanche	13 Lanche	13 Lanche	13 Lanche	13 Lanche	13 Lanche
16 Almoço	16 Almoço	16 Almoço	16 Almoço	16 Almoço	16 Almoço	16 Almoço
18 Lanche	18 Lanche	18 Lanche	18 Lanche	18 Lanche	18 Lanche	18 Lanche
21 Jantar	21 Jantar	21 Jantar	21 Jantar	21 Jantar	21 Jantar	21 Jantar

6

A PROTOCOL FOR
24-HOUR
INTERMITTENT FASTING

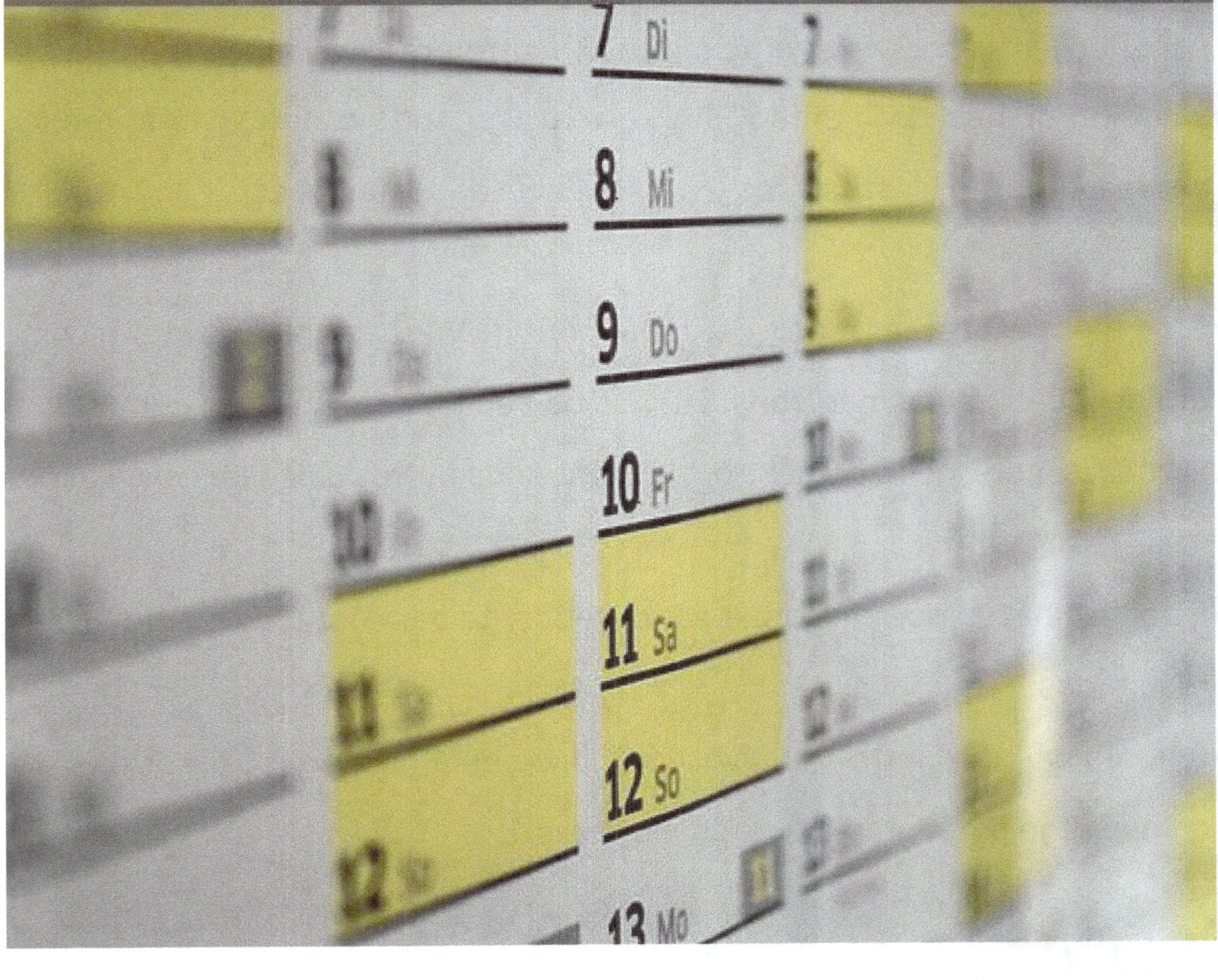

Capítulo 6 - Protocolo para o jejum intermitente de 24 horas

Se a dieta 16: 8 não for adequada para você, considere o jejum de 24 horas. Isso é conhecido como o método come-pare-come. Envolve um ou dois dias não consecutivos de jejum todas as semanas.

Introdução ao método come-pare-come.

Este método foi desenvolvido por Brad Pilon, que escreveu um livro sobre esse modo de comer. Sua metodologia foi baseada em pesquisas canadenses sobre o efeito de jejuns de curto prazo na saúde metabólica. A idéia por trás do método Pilon é reavaliar tudo o que você aprendeu sobre o horário das refeições e a frequência das refeições.

Esta dieta é bastante fácil de implementar. Você simplesmente escolhe um dia ou dois dias não consecutivos da semana em que não comerá por 24 horas. Você pode comer normalmente nos outros cinco ou seis dias.

É aconselhável, porém, comer saudavelmente para obter os melhores resultados.

Embora pareça contra-intuitivo, você ainda estará comendo todos os dias com esse jejum. Como é que isso funciona?

Imagine que você decide jejuar das 9h na segunda-feira às 9h na terça-feira. Você come sua última refeição na segunda-feira de manhã antes das 9h. Em seguida, pode comer sua próxima refeição na terça-feira de manhã após as 9h.

Durante o seu jejum, você deve ficar bem hidratado. Beba muita água e outras bebidas sem calorias, como café ou chá sem açúcar, sem leite.

Escolhendo seus dias de jejum

Se você quiser experimentar o método Eat-Stop-Eat, precisará escolher os dias de jejum certos para você. Isso depende da escolha individual. Primeiro, você precisará escolher se deseja jejuar por um dia ou dois. Você provavelmente achará mais fácil começar com um dia de jejum por semana. Quando você estiver acostumado, é possível aumentá-lo para dois dias por semana. Não exceda esse número de dias.

Algumas pessoas acham mais fácil jejuar no fim de semana porque não precisam se concentrar no trabalho. Outros preferem jejuar dias úteis para que eles tenham distrações para impedi-los de pensar em comida. Você precisará determinar suas próprias preferências.

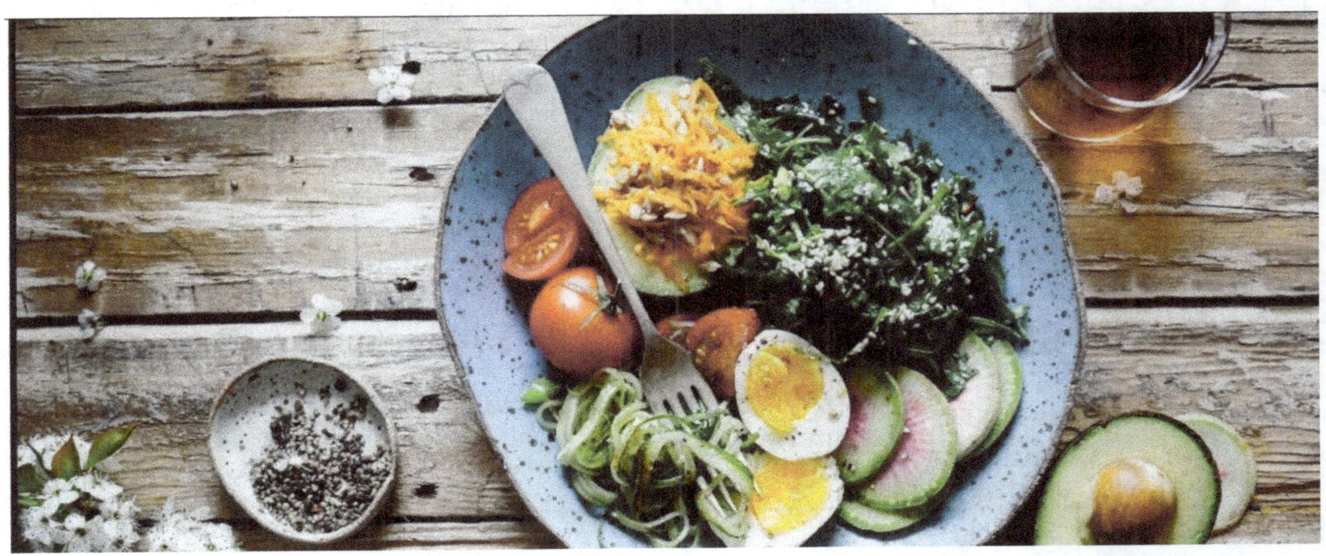

Lembre-se, porém, se você optar por fazer dois dias de jejum, eles não poderão ser consecutivos. Este seria um período prolongado de jejum. Você pode espaçar seus dois dias rápidos de maneira bastante uniforme. Como alternativa, você pode espaçá-las com apenas um dia de intervalo e aproveitar o resto da semana. Pode ser necessário experimentar para encontrar o padrão certo para você.

Horário semanal

Estes são alguns exemplos de horários para ajudá-lo a planejar seus jejuns de 24 horas:

Plano de refeições rápidas de um dia

SEG TER	TER SEG	QUA QUI	QUI SEX	SEX SÀB	SÀB DOM	DOM SEG
9:00-9:00 Comer normal	9:00-9:00 Comer normal	9:00-9:00 Comer normal	9:00-9:00 Comer normal	9:00-9:00 Comer normal	9:00-9:00 Comer normal	9:00-9:00 Comer normal

Plano de refeições rápidas de dois dias

SEG TER	TER SEG	QUA QUI	QUI SEX	SEX SÀB	SÀB DOM	DOM SEG
9:00-9:00 Comer normal	9:00-9:00 Comidas Rápidas	9:00-9:00 Comer normal	9:00-9:00 Comidas Rápidas	9:00-9:00 Comer normal	9:00-9:00 Comidas Rápidas	9:00-9:00 Comer normal

Você pode preferir iniciar seu período rápido em uma hora mais cedo ou mais tarde do dia. Sugerimos 9:00 - 9:00 no dia seguinte. No entanto, você pode preferir das 7h às 7h ou até 12h às 12h. Você precisa escolher os horários certos e os dias certos.

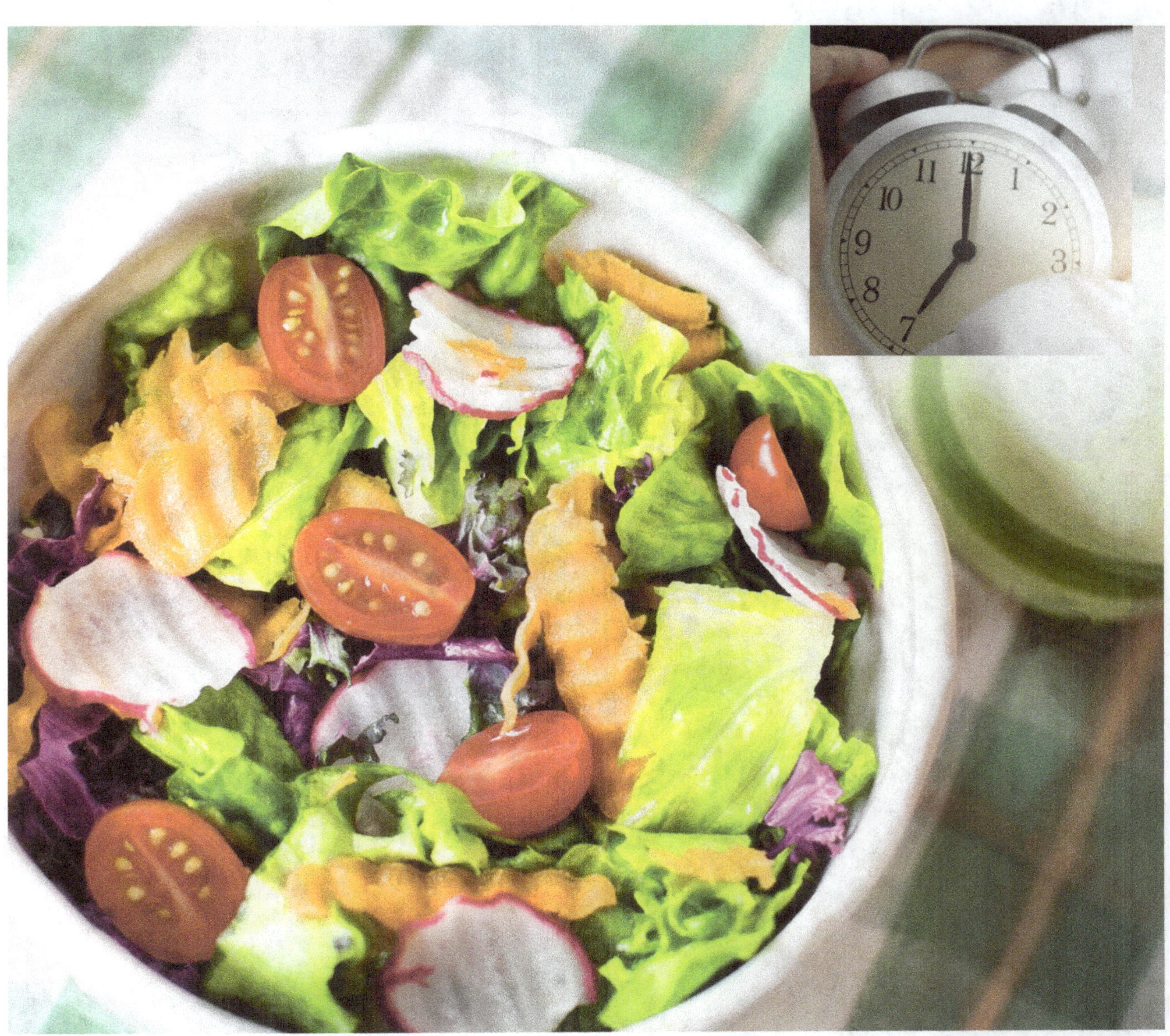

7

OTHER TYPES OF INTERMITTENT FASTING

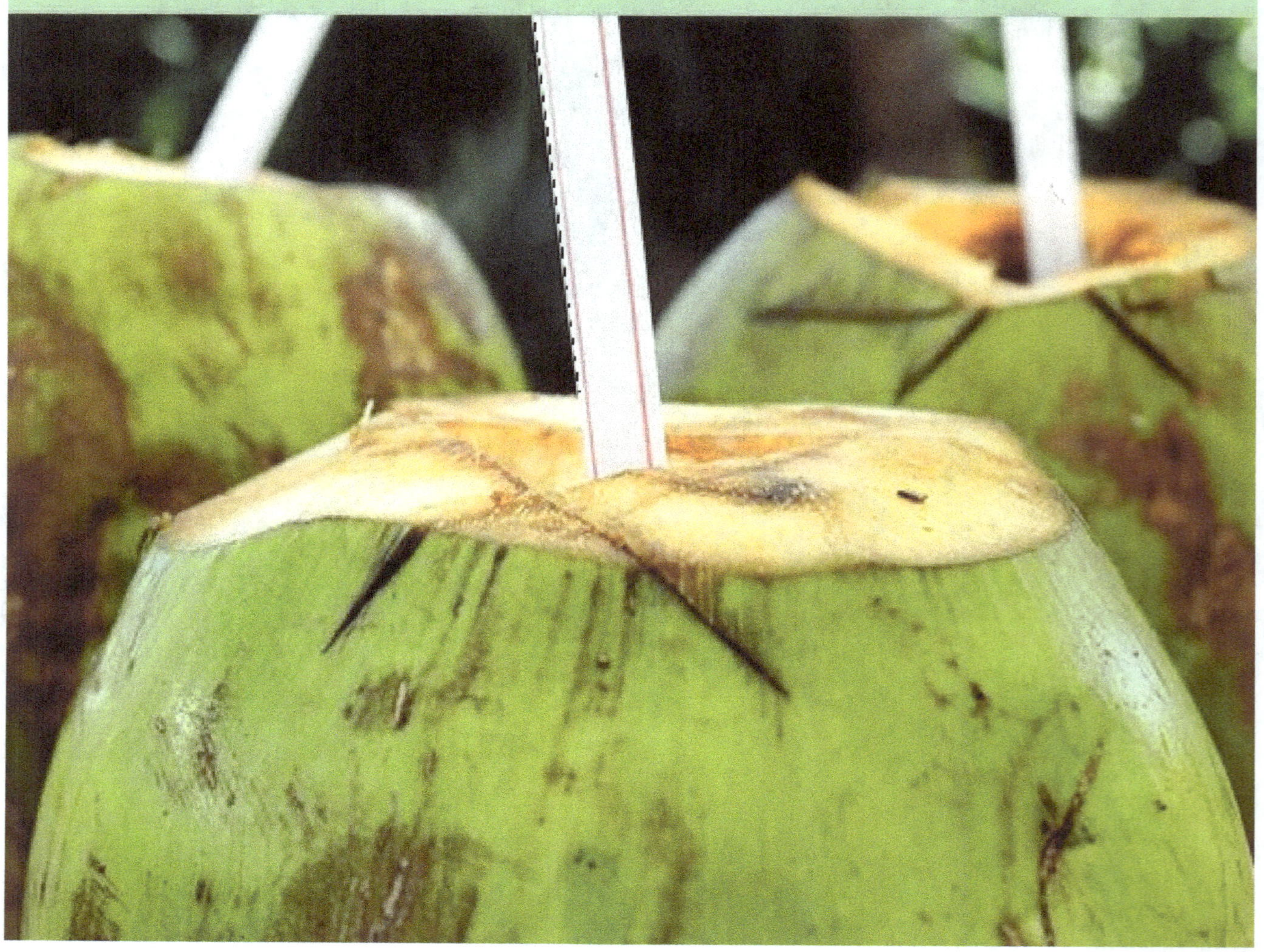

Capítulo 7 - Outros tipos de Jejum Intermitente

Embora o jejum intermitente de 24 horas e 16: 8 seja os dois tipos mais populares, existem vários outros. Aqui, examinaremos mais de perto outros cinco tipos de regimes de jejum que várias pessoas seguem.

Jejum 20: 4

O jejum 20: 4 às vezes é chamado de dieta do guerreiro. Foi uma das primeiras dietas a envolver jejum intermitente. Popularizada por Ori Hofmekler, especialista em fitness, essa dieta envolve comer uma grande refeição à noite.

Esta grande refeição ocorre em uma janela de quatro horas. Durante as outras 20 horas do dia, apenas pequenas quantidades de vegetais e frutas cruas podem ser consumidas. As escolhas alimentares para esta dieta devem ser saudáveis - semelhantes às da dieta Paleo. Eles devem ser alimentos integrais não processados que não contenham ingredientes artificiais.

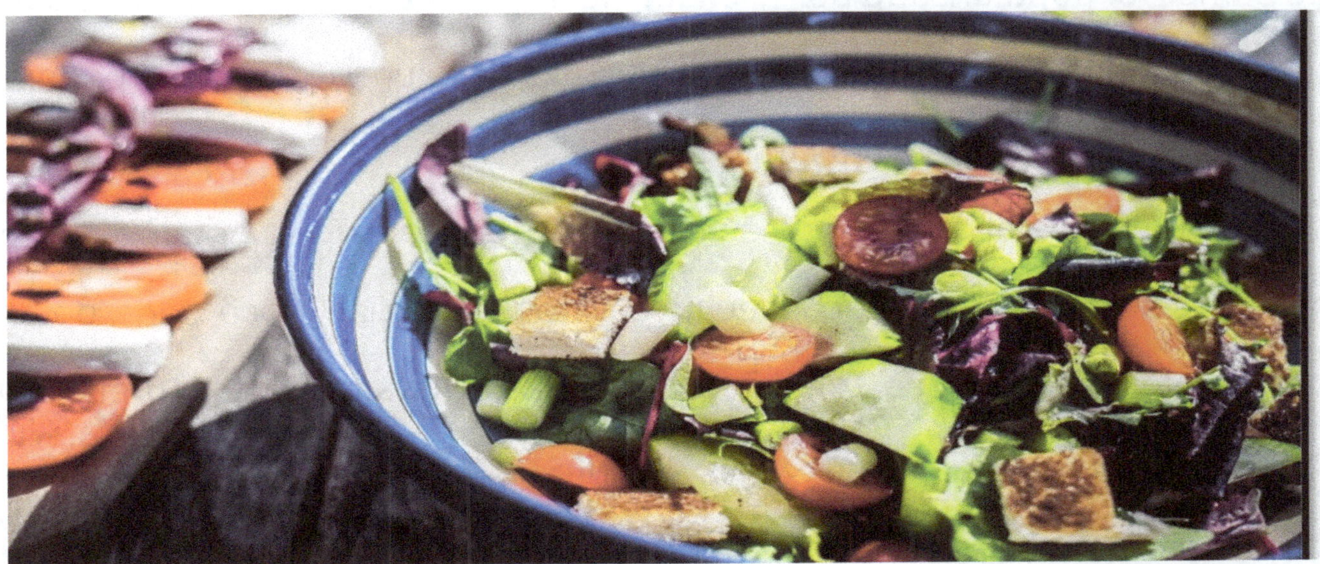

Um cronograma para esta dieta é assim:

	SEG	TER	QUA	QUI	SEX	SÀB	DOM
	Meia noite - 4 da terde pequenas porções de frutas e legumes	Meia noite - 4 da terde pequenas porções de frutas e legumes	Meia noite - 4 da terde pequenas porções de frutas e legumes	Meia noite - 4 da terde pequenas porções de frutas e legumes	Meia noite - 4 da terde pequenas porções de frutas e legumes	Meia noite - 4 da terde pequenas porções de frutas e legumes	Meia noite - 4 da terde pequenas porções de frutas e legumes
	4 terde - 8 noite Refeição principal	4 terde - 8 noite Refeição principal	4 terde - 8 noite Refeição principal	4 terde - 8 noite Refeição principal	4 terde - 8 noite Refeição principal	4 terde - 8 noite Refeição principal	4 terde - 8 noite Refeição principal
	8- meia noite Refeições rápidas	8- meia noite Refeições rápidas	8- meia noite Refeições rápidas	8- meia noite Refeições rápidas	8- meia noite Refeições rápidas	8- meia noite Refeições rápidas	8- meia noite Refeições rápidas

Jejum 5: 2

Essa forma popular de jejum intermitente envolve comer normalmente durante cinco dias por semana. Nos dois dias restantes, as calorias devem ser restritas a 500 - 600. Às vezes chamada de Dieta Rápida, esse modo de comer foi popularizado por Michael Mosley, jornalista. As mulheres são recomendadas a comer 500 calorias nos dias de jejum. Os homens podem ter 600 calorias em seus dias mais rápidos.

Você pode escolher quais os dois dias que prefere jejuar. No entanto, é melhor se eles não forem consecutivos. Naqueles dias, você pode optar por coma uma ou duas refeições pequenas. Muitas pessoas preferem comer duas refeições com 250/300 calorias cada.

Este é um exemplo de calendário para esta maneira de comer:

SEG	TER	QUA	QUI	SEX	SÀB	DOM
Comer normal	Comer 500/600 calorias	Comer normal	Comer normal	Comer 500/600 calorias	Comer normal	Comer normal

Jejum de 36 horas

O plano rápido de 36 horas significa que você ficará em jejum por um dia inteiro. Ao contrário do método Eat-Stop-Eat, você não vai comer algo todos os dias do calendário.

Se, por exemplo, você terminar o jantar às 19h no primeiro dia, pule todas as refeições no segundo dia. Você não fará sua próxima refeição até o dia 3 às 7h. Isso equivale a um jejum de 36 horas.

Existem evidências que sugerem que esse tipo de período de jejum pode produzir um resultado mais rápido. Também pode ser benéfico para diabéticos. Também pode ser mais problemático, já que você passará longos períodos sem comida.

Um cronograma para este plano alimentar é assim:

SEG	TER	QUA	QUI	SEX	SÀB	DOM
Meia noite 7 da manhã Comer normal	Meia noite 7 da manhã Rápido	Meia noite 7 da manhã Rápido	Meia noite 7 da manhã Comer normal	Meia noite 7 da manhã Comer normal	Meia noite 7 da manhã Comer normal	Meia noite 7 da manhã Comer normal
7 da manhã 7da noite Comer normal	7 da manhã 7da noite Rápido	7 da manhã 7da noite Comer normal	7 da manhã 7da noite Comer normal	7 da manhã 7da noite Comer normal	7 da manhã 7da noite Comer normal	7 da manhã 7da noite Comer normal
7 da noite meia noite Rápido	7 da noite meia noite Rápido	7 da noite meia noite Comer normal	7 da noite meia noite Comer normal	7 da noite meia noite Comer normal	7 da noite meia noite Comer normal	7 da noite meia noite Comer normal

Jejum alternativo do dia

Esse modo de jejum significa que você jejua por 24 horas completas todos os dias alternados. Algumas versões desta dieta IF permitem que você coma até 500 calorias em um dia rápido. Outros permitem apenas bebidas sem calorias.

Esta não é a melhor opção para os novatos em jejum intermitente. Você vai dormir com fome várias noites por semana. Isso é difícil de manter a longo prazo.

Um cronograma para essa maneira de comer é assim:

SEG	TER	QUA	QUI	SEX	SÀB	DOM
Meia noite meia noite comer normal	Meia noite meia noite Rápidol	Meia noite meia noite comer normal	Meia noite meia noite Rápidol	Meia noite meia noite comer normal	Meia noite meia noite Rápidol	Meia noite meia noite comer normal

Jejuns estendidos

Seguir o método 16: 8 ou come-pare-come é bastante simples. Algumas pessoas, no entanto, desejam levar os benefícios do jejum intermitente ao limite. Eles preferem fazer um jejum de 42 horas.

Isso envolve jantar no primeiro dia, digamos, às 18h. Todas as refeições serão ignoradas no dia seguinte. No dia 3, você tomaria seu café da manhã ao meio-dia. Este seria um tempo total de jejum de 42 horas.

Se você tentar esse modo de comer, não deve restringir sua ingestão de calorias durante a janela de alimentação.
É tecnicamente possível estender jejuns por períodos mais longos. De fato, o recorde mundial é de 382 dias. Claro, isso não é recomendado!

Algumas pessoas tentam jejuns de 7 a 14 dias devido aos benefícios teóricos que eles dizem fornecer. Algumas pessoas dizem que um jejum de sete dias pode ajudar a prevenir o câncer.

Outros dizem que jejuns mais longos promovem clareza mental.
Esses benefícios não são comprovados e são teóricos. Provavelmente, é melhor, portanto, manter um dos planos IF testados e testados descritos acima.

CHAPTER 8

HOW TO MAXIMIZE YOUR INTERMITTENT FASTING RESULTS

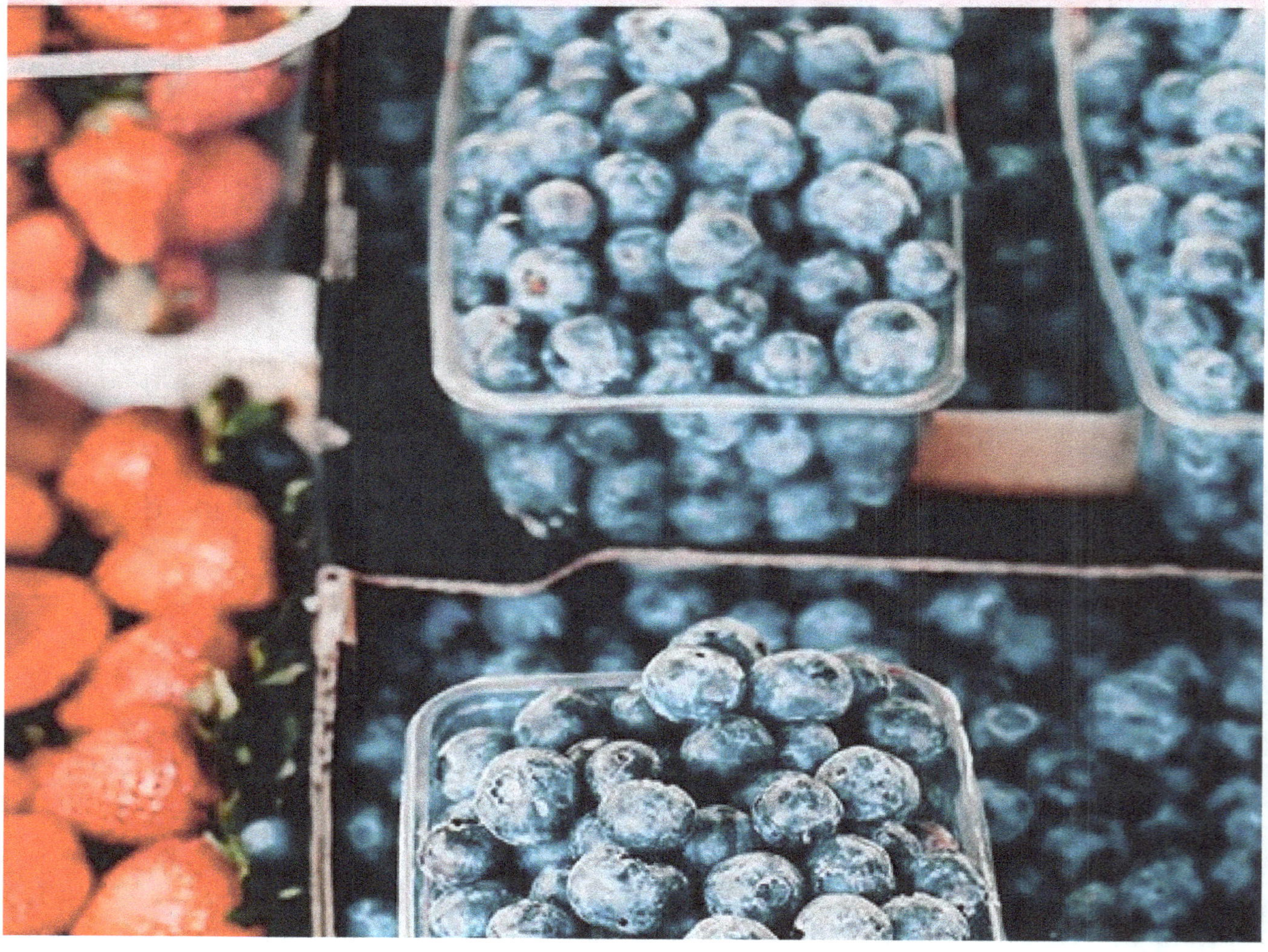

Capítulo 8 - Como maximizar seus resultados de jejum intermitente

Você está pronto para experimentar o jejum intermitente? Seja para perda de peso ou para outros benefícios, você provavelmente desejará maximizar seus resultados.

Felizmente, existem algumas coisas que você pode fazer para obter o máximo benefício possível do seu regime alimentar. Aqui, vamos dar uma olhada em algumas coisas que você pode tentar acelerar sua perda de peso.

Exercício e jejum intermitente

Há algumas pesquisas para mostrar que, se você se exercita em jejum, há benefícios adicionais. Há um impacto no seu metabolismo e bioquímica muscular. Isso está relacionado à sua sensibilidade à insulina e ao nível de açúcar no sangue. Se você se exercita enquanto em jejum, seu glicogênio (ou carboidratos armazenados) está esgotado. Isso significa que você queima mais gordura.

Para obter o melhor resultado, coma proteína após o treino. Isto irá construir e manter seus músculos. Também promoverá uma melhor recuperação. Você também deve acompanhar o treinamento de força com carboidratos dentro de meia hora após o treino.

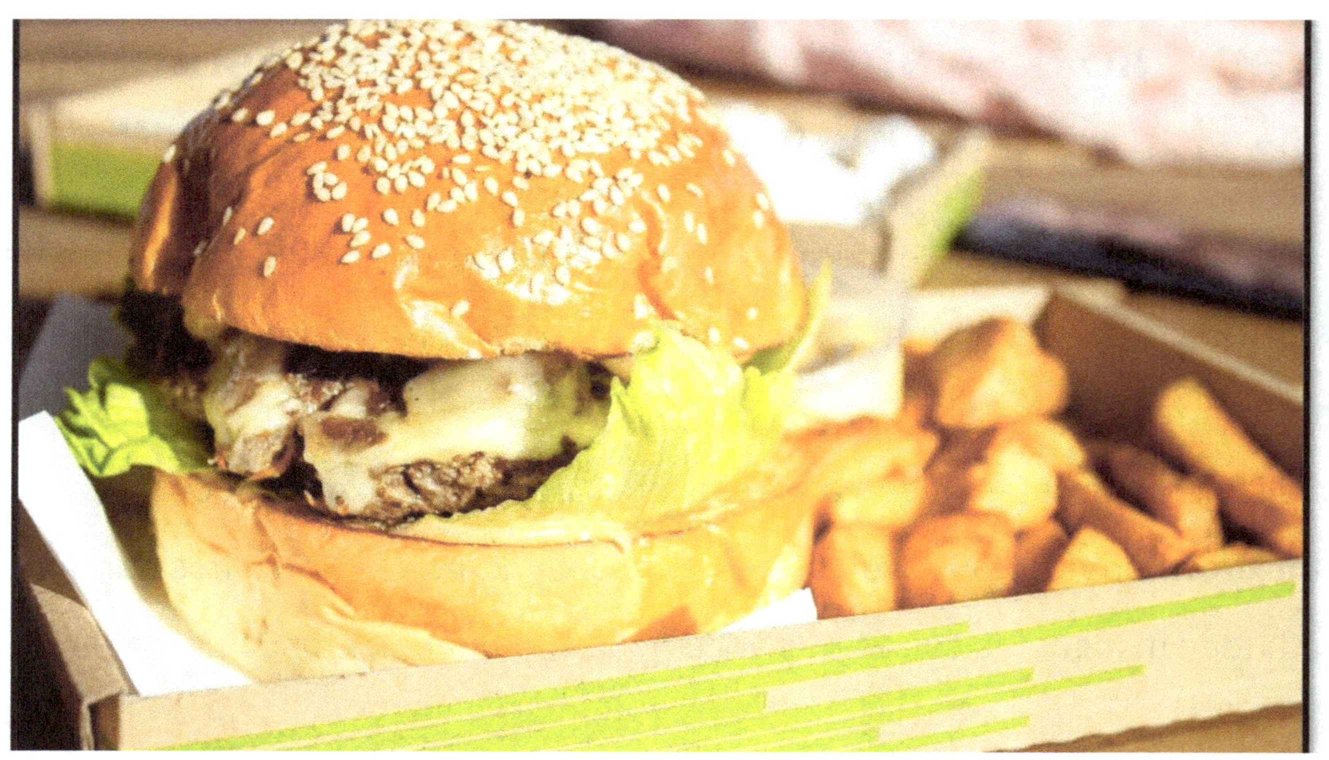

Se você costuma comer alimentos processados regularmente, tente começar com uma pequena janela de jejum. Enquanto isso, desintoxique do açúcar e comece a comer de forma mais limpa. Pare de comer e introduza alimentos integrais em sua dieta. Você pode aumentar a janela de jejum, se necessário. Por outro lado, se você já come saudavelmente, pode começar com uma janela rápida mais longa. Você consegue passar longos períodos sem comer?

Algumas pessoas conseguem administrar o jejum por um dia inteiro. Outros podem gerenciar apenas algumas horas. Você pode precisar experimentar. Concentre-se na maneira como o jejum faz você se sentir. Se você luta para jejuar por longos períodos, escolha um método como o 5: 2 ou 16: 8. Se você achar fácil, poderá optar por um jejum de 36 horas imediatamente.

É aconselhável comer alimentos próximos a qualquer sessão de exercícios modernos ou de alta intensidade. Você também deve beber muito mais água para ficar bem hidratado. Manter seu nível de eletrólito é importante. A água de coco pode ser útil para isso.

Você pode se sentir um pouco tonto ou tonto se malhar em jejum. Se você experimentar isso, faça uma pausa. É importante ouvir o seu corpo. Se você está fazendo um jejum mais longo, pode achar que exercícios leves como pilates, ioga ou caminhada são melhores. Eles ajudarão a queimar gordura sem fazer você se sentir mal.

Escolhendo o regime certo para você

Para maximizar os resultados do seu jejum intermitente, você precisará escolher o regime certo. Como você viu, existem vários

diferentes tipos de dieta intermitente em jejum. Nem todos são adequados para todos. Você precisa encontrar um que funcione bem para seu estilo de vida e que facilite sua vida. Quando você escolhe o regime certo, vai cumpri-lo a longo prazo. Então, aqui estão algumas perguntas que você deve fazer para escolher com sabedoria.

Você já está comendo saudavelmente?

O jejum é mais difícil se você está atualmente comendo uma dieta americana padrão. Isso ocorre porque é rico em carboidratos, cheio de açúcares e muito viciante. Se você pular direto para o jejum extremo, sentirá sintomas de abstinência do açúcar. Isso dificulta a aderência à sua nova dieta.

Como é a sua agenda?

É mais fácil acelerar se você estiver ocupado e distraído de pensar em comida. Se você jejuar no trabalho ou enquanto estiver trabalhando em alguma coisa, provavelmente sentirá menos fome. Se você se exercitar, pode encerrar a janela de jejum logo após o exercício.

Se você responder a essas perguntas, estará em melhor posição para escolher o regime certo de acordo com sua vida e preferências. Isso lhe dará a melhor chance de sucesso.

Adicionando no Keto

Alguns especialistas dizem que se você combinar o jejum intermitente com a dieta ceto, perderá mais peso. Então, o que isso envolve?

A dieta ceto (ou cetogênica) é uma maneira específica de comer, na qual a maioria das calorias provém de gorduras saudáveis. As calorias restantes são derivadas de proteínas. Muito poucos carboidratos, se houver, são consumidos nesta dieta.

Essa dieta baixa em carboidratos e rica em gorduras incentiva seu corpo a queimar gordura, não açúcares, para produzir energia. Se seu corpo não possui carboidratos suficientes para realizar as atividades diárias, a gordura é decomposta pelo fígado. Produz cetonas e depois são usadas como combustível para energia. O processo é conhecido como cetose. Daí o nome "ceto".

Como o jejum intermitente, as dietas cetológicas têm vários benefícios. Eles podem aumentar a perda de peso, reduzir o nível de açúcar no sangue e melhorar a função cerebral. Muitas pessoas dizem que isso ajuda a reduzir problemas como diabetes e obesidade.

Se você combinar ceto dieta com IF, a quantidade de tempo que você está em cetose aumenta. Isso pode fazer você se sentir mais enérgico, com menos fome e acelerar sua perda de peso.

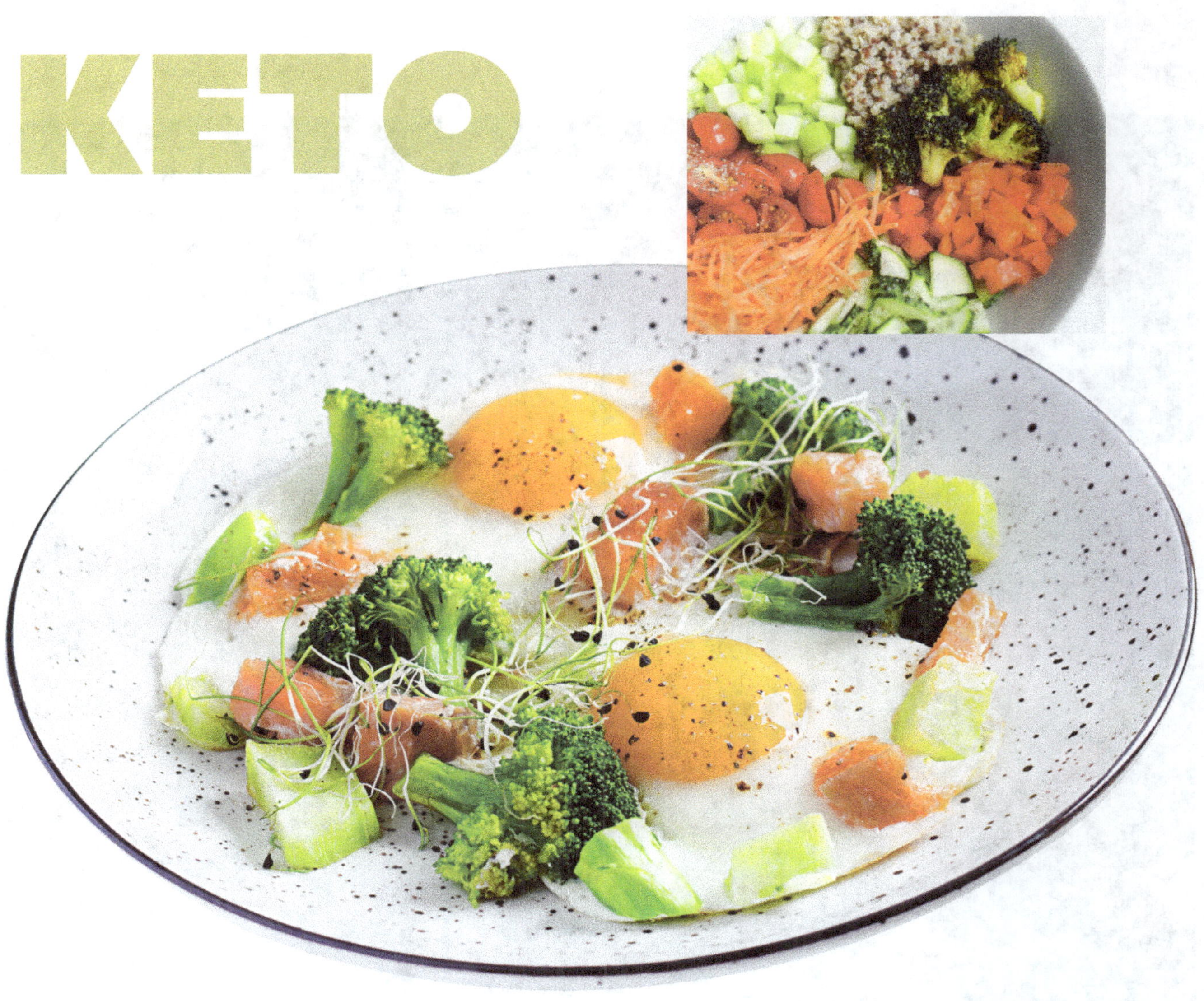

CHAPTER
9
HOW TO GET
STARTED WITH
INTERMITTENT
FASTING

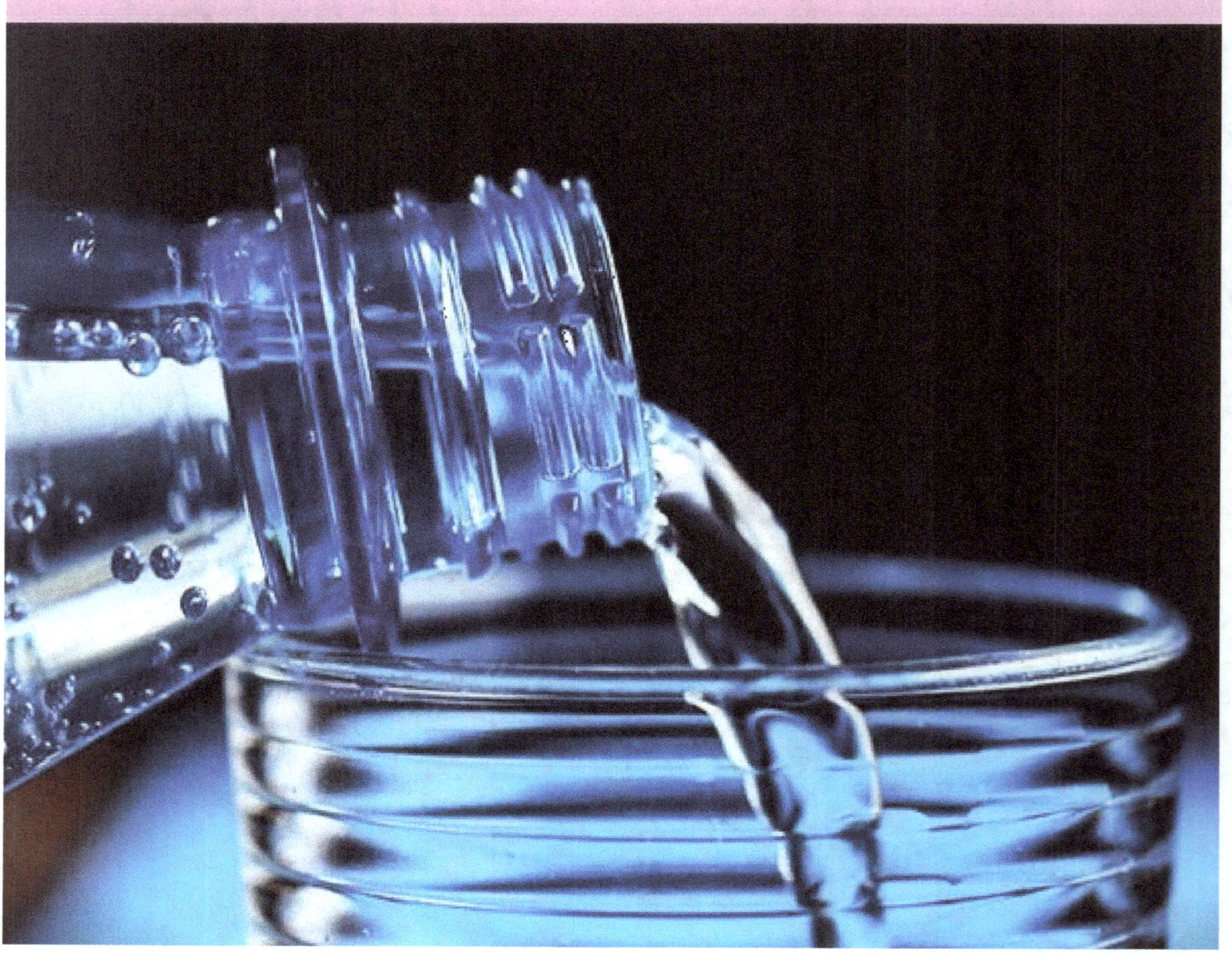

Capítulo 9 - Como começar o jejum intermitente

Se você está convencido dos benefícios do jejum intermitente, precisará saber como começar. Afinal, iniciar um novo regime pode ser complicado. Então, como você pode começar da melhor maneira possível? Aqui estão algumas dicas principais.

Começando com um regime menos rigoroso

Pode ser tentador tentar perder o máximo de peso possível, começando com um jejum longo. No entanto, lembre-se de que essa pode não ser a melhor abordagem. Como já mencionamos, pode ser difícil jejuar por longos períodos se você nunca fez isso antes.

Se você está acostumado a uma dieta rica em carboidratos, açúcar e alimentos processados, terá dificuldade em jejuar por 36 horas imediatamente.

Se você encontrar o seu primeiro jejum impossivelmente difícil, provavelmente adiará toda a ideia. Mesmo se você não estiver, a probabilidade de se manter fiel a ele por qualquer período de tempo é baixa.

É recomendável tentar qualquer plano de jejum intermitente por pelo menos um mês. Isso lhe dará tempo suficiente para verificar se está funcionando para você ou não. Será muito difícil para alguém inexperiente aderir a um regime rápido estendido a longo prazo.

Portanto, é melhor optar por um dos regimes menos rigorosos para começar. A dieta 5: 2 permite que você coma alguns alimentos todos os dias. De fato, você pode fazer suas refeições regulares nos cinco dias da

semana. Nos outros dois, você ainda recebe 500 ou 600 calorias para brincar. Isso deve lhe dar muitas opções, desde que você faça escolhas saudáveis. Escolha suas refeições com sabedoria e você experimentará os benefícios sem sentir fome.

Como alternativa, tente o popular método 16: 8. Durante grande parte do seu tempo de jejum, você estará dormindo. Você estará livre para comer o que quiser (dentro do razoável) durante sua janela de 8 horas. Muitas pessoas gostam da liberdade que isso oferece. Quando se acostumam com o jejum de 16 horas, acham esse modo de comer bastante simples.

Se você deseja fazer jejuns mais longos depois de se acostumar ao jejum, é possível. No entanto, muitas pessoas continuam a seguir seu plano inicial a longo prazo e obtêm bons resultados.

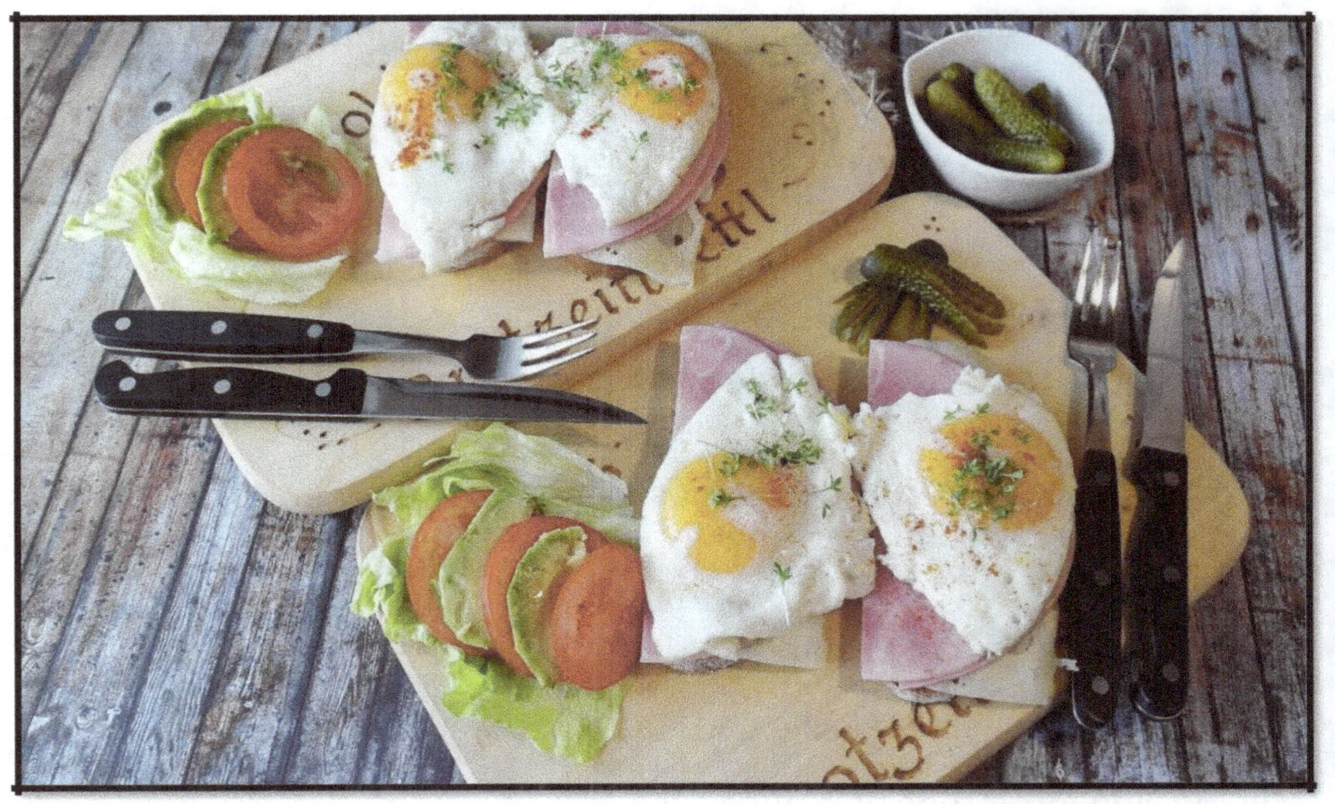

Manter-se hidratado

Qualquer que seja o tipo de plano de jejum intermitente que você tente, você precisa permanecer bem hidratado. O jejum refere-se apenas a alimentos e bebidas que contêm calorias. Isso não significa que você não pode ter água e outras bebidas sem calorias. De fato, você deve beber mais!

Manter-se hidratado garantirá que as toxinas possam ser eliminadas efetivamente do seu corpo. Isso ajudará a promover seus objetivos de perda de peso e bem-estar. Também ajudará você a se manter saudável de outras maneiras. Sua pele ficará mais saudável. Seus hábitos intestinais serão mais regulares. Você também evitará dores de cabeça e outros problemas associados à desidratação.

Beber bebidas sem calorias durante a janela de jejum também pode ajudar a evitar que você sinta fome. Muitas vezes, pensamos que estamos com fome, mas na verdade estamos com sede. Se você beber um copo de água quando começar a sentir fome, continuará jejuando por mais tempo.

Experimentar diferentes padrões alimentares

Sugerimos alguns horários dos planos alimentares acima, no entanto, isso não significa que você precise cumpri-los. Os dias e horários que sugerimos são apenas exemplos. Eles podem não funcionar para você. Você precisa escolher os dias e padrões alimentares adequados ao seu estilo de vida, preferências e necessidades.

Talvez você prefira começar a comer assim que acordar e depois fazer sua última refeição mais cedo. Ou talvez quebrar o jejum no início da tarde e fazer uma última refeição antes de dormir seja o melhor.

Você pode preferir jejuar no fim de semana para não precisar se preocupar em se sentir cansado no trabalho. Ou jejuar em um dia da semana pode ser adequado para você, para que você tenha distrações.

Não existe um plano único e perfeito para todos. Isso significa que você pode precisar fazer uma pequena experimentação. Pese os prós e os contras de todos os regimes que sugerimos. Pense em qual você mais se interessa e tente. É melhor tentar dar um mês para ver como funciona bem para você. Se você estiver tendo problemas, é hora de voltar à prancheta. Tente um regime de jejum intermitente diferente para ver se isso melhor se adequa ao seu estilo de vida. Ou mova suas janelas para comer um pouco para ver se elas se tornam mais fáceis de gerenciar.

Não tenha medo de experimentar - afinal, a experimentação pode ser a chave do sucesso.

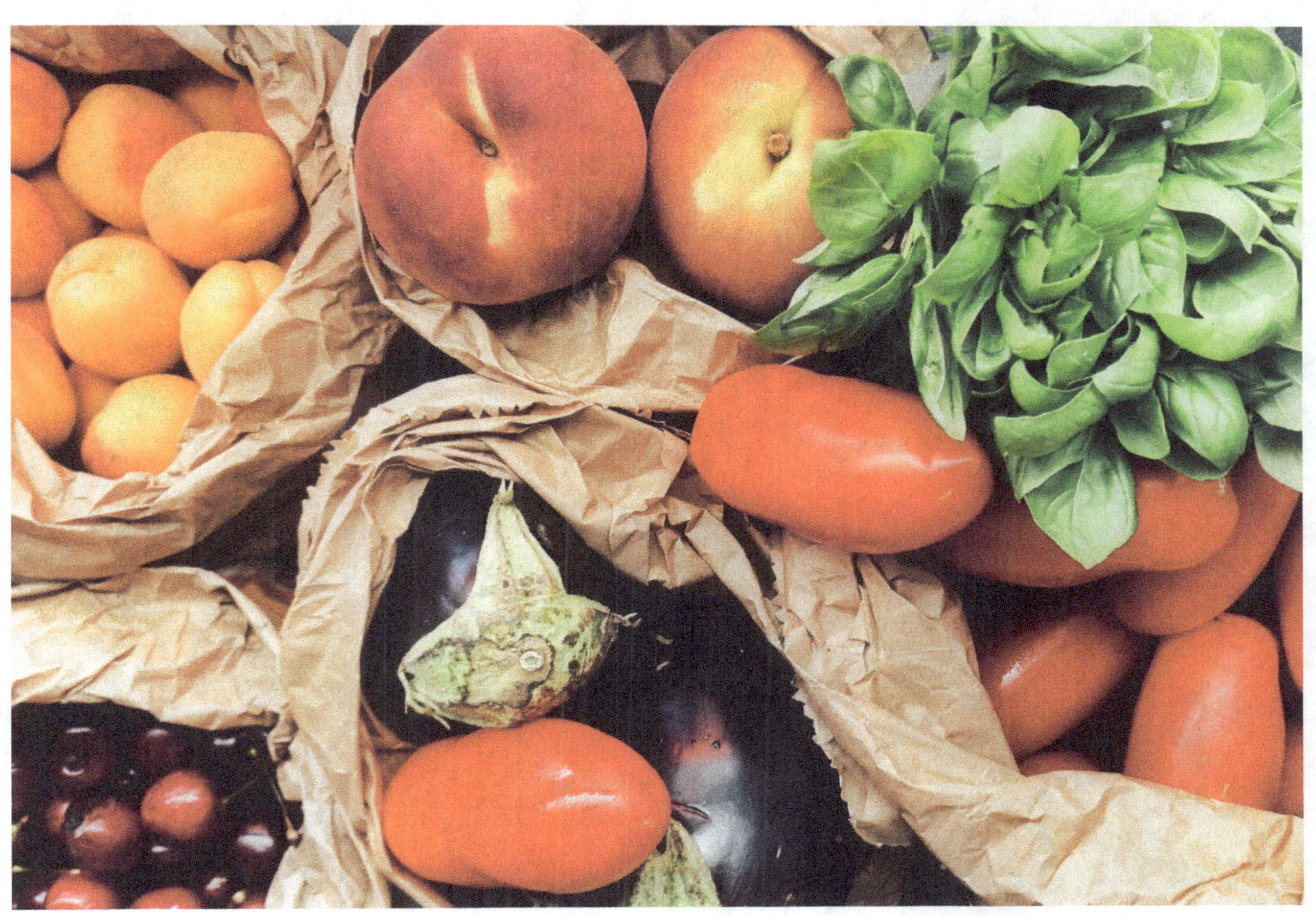

CHAPTER 10
ADDRESSING COMMON QUESTIONS

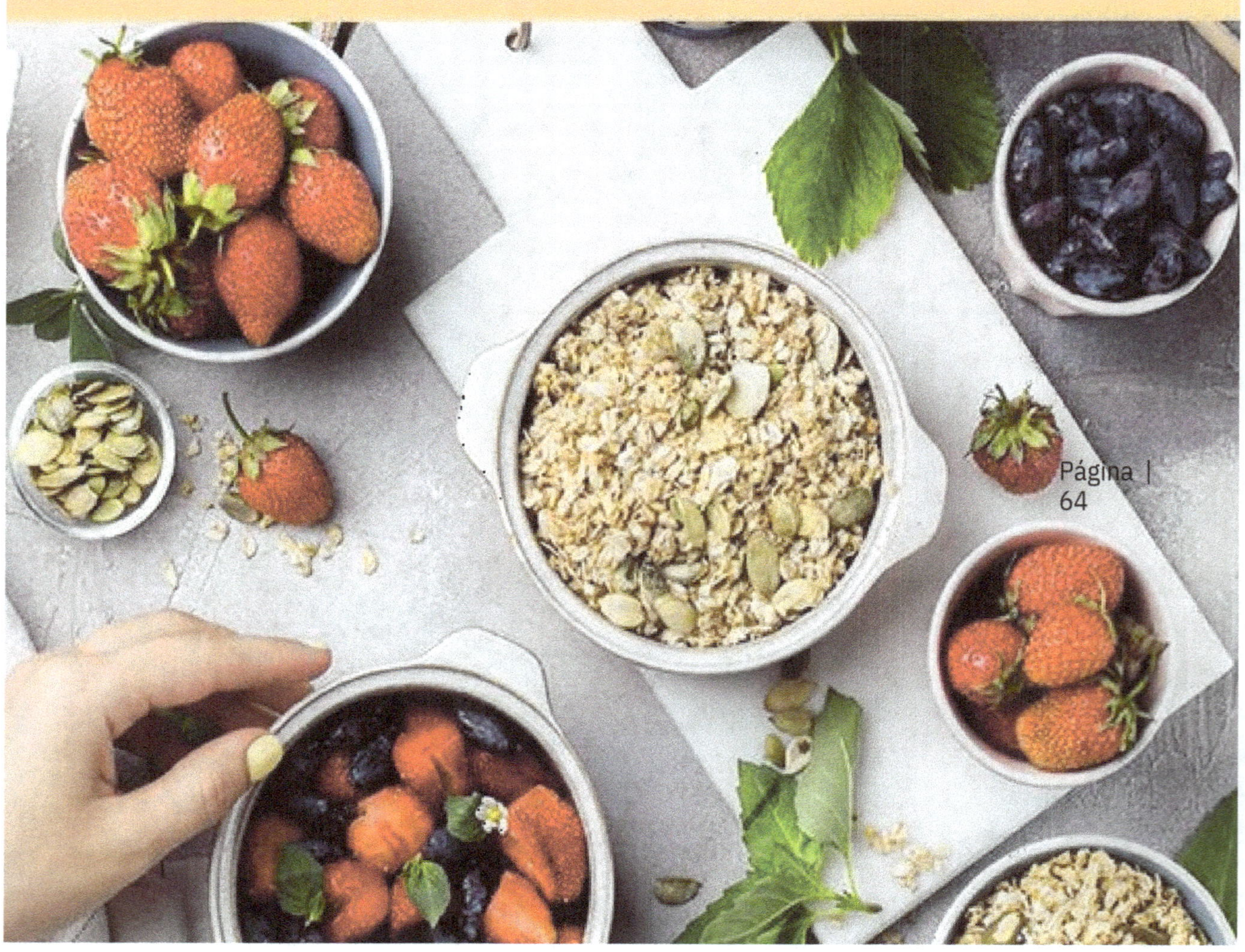

Capítulo 10 - Abordando perguntas comuns

Quando você deseja iniciar o jejum intermitente, deseja todas as informações necessárias ao seu alcance. Embora tenhamos abordado todos os pontos-chave nos nove primeiros capítulos, há mais algumas perguntas a serem respondidas.

Aqui, abordamos algumas das perguntas mais comuns sobre o jejum intermitente. Felizmente, as respostas ajudarão você a tomar uma decisão final sobre se o FI pode ser adequado para você. Também deve ajudá-lo a começar seu novo estilo de vida.

Exercício e Jejum

Muitas pessoas se perguntam se podem continuar se exercitando em jejum. Na maioria dos casos, o jejum intermitente não o impede de se exercitar a longo prazo. Pode demorar um pouco, no entanto, para se ajustar ao seu novo regime. Algumas pessoas que seguem esse estilo de vida até acham que são mais enérgicas enquanto jejuam!

Algumas pessoas temem que perderão músculos se jejuarem. Isso é algo que é perigoso em qualquer dieta. No entanto, você pode evitar que isso aconteça. Se você ingerir bastante proteína em sua janela de alimentação e praticar regularmente exercícios resistidos, deve ficar bem.

É aconselhável se exercitar no final do período de jejum. Normalmente, você sentirá fome cerca de 30 minutos depois de terminar o seu treino. Se você quebrar o jejum naquele momento, ficará satisfeito.

O que você deve comer durante a sua janela de alimentação?

Quando você segue um estilo de vida IF, não há restrições sobre o que você pode comer em sua janela de alimentação. É por isso que é tão diferente de outras formas de fazer dieta. Você não está restrito a quantidades ou tipos de alimentos específicos. No entanto, é aconselhável lembrar que você ainda deve fazer escolhas saudáveis. Se você se exceder regularmente, não verá os benefícios do FI.

A melhor solução é comer uma dieta equilibrada em sua janela de alimentação. Isso ajudará você a manter seu nível de energia enquanto ainda perde peso. Alimentos densos em nutrientes como sementes, feijões, nozes, cereais integrais, legumes e frutas são boas escolhas. Você também deve consumir muita proteína magra.

Existem certos alimentos que são especialmente benéficos se você seguir este modo de comer:

- Abacates - sim, eles são ricos em calorias. No entanto, eles são embalados com gorduras monoinsaturadas. Isso os torna muito saciantes. Se você adicionar meio abacate à sua refeição, ficará muito mais satisfeito.

- Peixe - você deve tentar comer no mínimo 8 onças de peixe por semana. O peixe é embalado com proteínas, gorduras saudáveis e vitamina D. Também é bom para a saúde do cérebro.

- Vegetais crucíferos - alimentos como couve-flor, couve de Bruxelas e brócolis são boas escolhas. Eles são embalados com fibra para ajudar a evitar a constipação e a se sentir mais cheio.

- Batatas - muitas pessoas temem que as batatas sejam ruins para você. No entanto, eles são muito satisfatórios e o manterão cheio por mais tempo

- Leguminosas e feijões - embora sejam carboidratos, eles são de baixa caloria e fornecem muita energia. Eles também são embalados com proteínas e fibras.

- Probióticos - comer alimentos ricos em probióticos como chucrute, kefir e kombucha ajuda a manter seu intestino feliz. Isso ajudará você a evitar problemas de estômago ao se adaptar a esta dieta.

- Bagas - morangos, mirtilos e outros são embalados com nutrientes como a vitamina C. Eles também são ricos em flavonóides - algo que é conhecido por aumentar a perda de peso.

- Ovos - cada ovo tem 6 gramas de proteína. Simples e rápido de cozinhar, os ovos fazem você se sentir cheio.

- Nozes - sim, as nozes são ricas em calorias. No entanto, eles são embalados com gordura poliinsaturada que ajuda você a se sentir cheio.
- Wholegrains - sim, wholegrains também são carboidratos! No entanto, eles são cheios de proteínas e fibras. Você não precisa comer muito para ficar cheio por mais tempo. Um estudo mostrou até que comer cereais integrais pode aumentar seu metabolismo.

O que você pode ter no seu período de jejum?

Então, você sabe o que pode comer na sua janela de refeições. O que você pode ter no seu período de jejum? A resposta depende de qual velocidade você está fazendo. Se você faz a dieta 5: 2, pode comer até 500 ou 600 calorias nos dias mais frios.

Obviamente, isso é bastante restritivo. Assim, você pode maximizar a quantidade que pode ingerir, incluindo muitos alimentos de baixa caloria e alto teor de nutrientes. Legumes e frutas são itens básicos de seus dias de jejum.

Se você estiver usando algum dos outros métodos de jejum, não poderá comer nenhum alimento sólido. Você também não pode tomar nenhuma bebida que contenha calorias. Felizmente, porém, existem muitas bebidas que você pode ter para se manter hidratado.

É óbvio que você deve ter muita água na sua janela de jejum. Água com gás e sem gás são boas. Se desejar, você pode adicionar um pouco de limão ou limão para dar um pouco mais de sabor.

Você também pode adicionar
mais sabor com algumas fatias de laranja ou pepino. Você não pode adicionar nenhum aprimorador adoçado artificialmente. Isso pode danificar seu jejum.

Outra boa bebida para o seu período de jejum é o café preto. Não contém calorias e não afetará seus níveis de insulina. Você pode tomar café descafeinado ou comum, mas não adicione leite ou adoçantes. Se você quiser mais sabor, tente adicionar canela ou outras especiarias. Algumas pessoas dizem que o café preto pode aumentar os benefícios da IF.

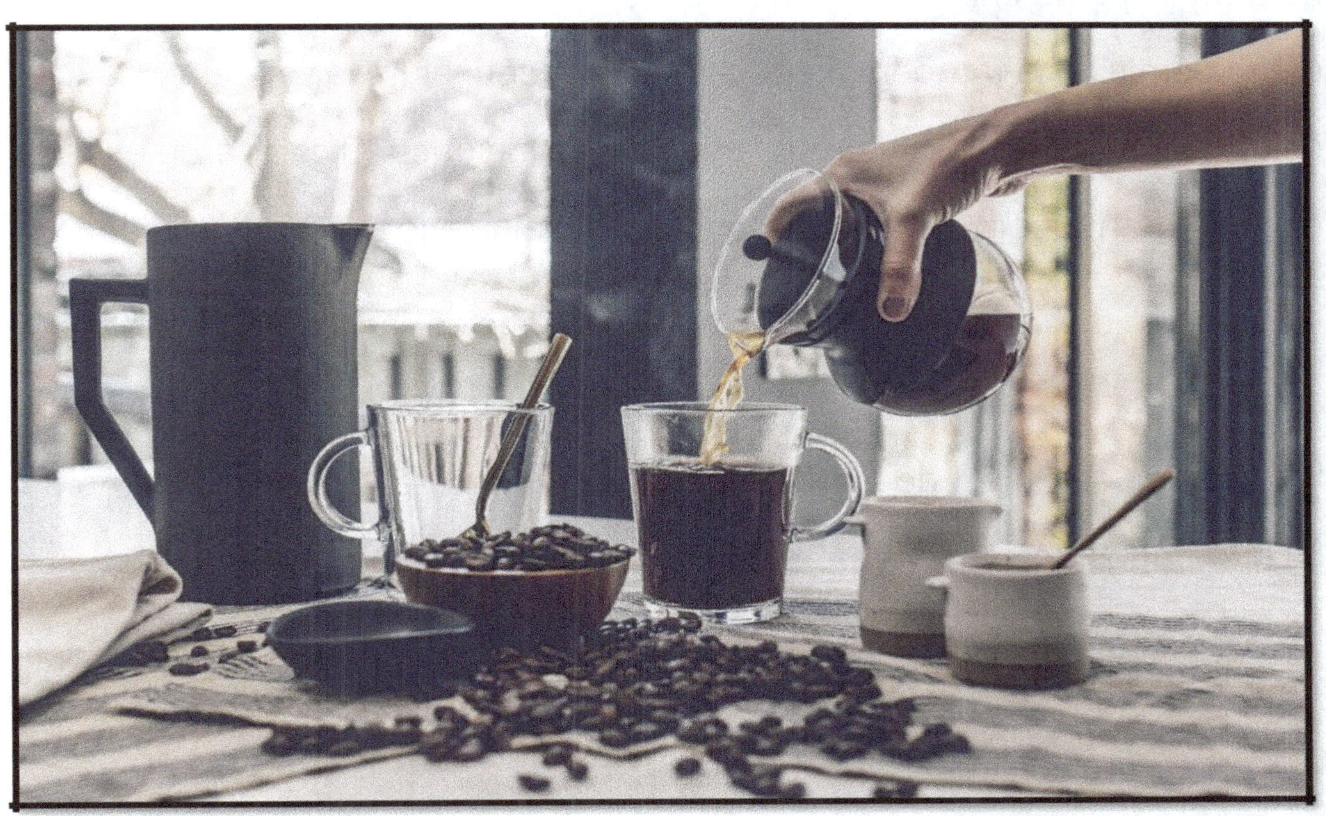

A cafeína pode apoiar a produção de cetonas. Também pode ajudar a manter um nível saudável de açúcar no sangue a longo prazo. Uma nota de aviso, no entanto. Algumas pessoas acham que, se tomam café durante o jejum, ficam com dor de estômago ou coração acelerado. Vocês pode ser necessário monitorar como você se sente ao tomar café preto.

Se você estiver em jejum por 24 horas ou mais, experimente caldo de legumes ou ossos. Não use cubos de caldo de carne ou caldo em lata. Está cheio de conservantes e sabores artificiais que danificarão seu jejum. Faça em casa para obter os melhores resultados.

O chá também pode ajudá-lo a se sentir satisfeito. Você pode beber qualquer tipo de chá na sua janela de jejum. Preto, verde e chá de ervas estão bem. O chá também ajuda a melhorar seu jejum, apoiando a saúde celular e intestinal, bem como o equilíbrio probiótico. O chá verde é especialmente bom para controlar o peso e ajudá-lo a se sentir cheio.

O vinagre de maçã oferece muitos benefícios à saúde. Você pode adicionar isso à lista de itens que pode ter durante o período de jejum. Ele irá apoiar o seu nível de açúcar no sangue e digestão. Pode até aumentar os resultados do seu jejum.

Existem, no entanto, algumas bebidas que você precisa evitar enquanto estiver em jejum. Você pode não perceber que refrigerantes com "zero caloria" podem prejudicar seu jejum. Embora os refrigerantes dietéticos tecnicamente não tenham calorias, eles demonstram inibir os efeitos positivos do jejum. Isso ocorre porque eles obtêm seu sabor doce do aspartame ou de outros adoçantes artificiais

 Isso desencadeia sua resposta à insulina. Portanto, você deve evitar beber na sua janela rápida. Muitas pessoas perguntam se podem tomar água de coco ou leite de amêndoa no período mais rápido.

Embora ambas sejam opções saudáveis e com benefícios para o seu bem-estar, elas contêm muito açúcar. Como o açúcar é um carboidrato, você não estará mais em jejum se consumi-lo. Você não deve beber essas bebidas durante o período de jejum.

Uma pergunta muito comum é se é possível consumir álcool se você estiver fazendo uma dieta IF. É importante limitar o seu consumo de álcool à sua janela de alimentação. Isso ocorre porque a maioria das bebidas alcoólicas contém muitas calorias e açúcar.

Portanto, beber eles
quebrará seu jejum. Além disso, o álcool terá mais efeito sobre você se você estiver com o estômago vazio. Mesmo um único copo de vinho pode fazer você se sentir mal!

As crianças podem experimentar o jejum intermitente?

Não há evidências específicas para dizer se é seguro que as crianças tentem jejum intermitente ou não. Alguns especialistas dizem que está perfeitamente bem, especialmente para aqueles que já estão acima do peso. Outros dizem que é uma má ideia, já que as crianças estão passando por um período de crescimento rápido.

Eles precisam de calorias suficientes para apoiar seu desenvolvimento e crescimento. As crianças precisam comer bastante proteínas, vitaminas e minerais. Se não conseguirem o suficiente, podem ficar doentes. Provavelmente, é aconselhável falar com um médico antes de colocar uma criança em uma dieta IF.

O jejum não é saudável?

É natural que as pessoas perguntem se o jejum não é saudável. Aqueles que exaltam as virtudes das dietas mais tradicionais dizem que o jejum pode diminuir o seu metabolismo. Isso pode fazer você engordar, não perdê-lo. Portanto, eles dizem que o jejum não é saudável.

No entanto, este não é o caso. As pessoas jejuam há séculos sem efeitos negativos. Estudos realizados em pessoas durante o Ramadã mostraram que o jejum prolongado não causa problemas de saúde para a maioria das pessoas.

Existem algumas questões a serem lembradas. O jejum não é para todos. Algumas pessoas acham difícil encaixá-lo em suas vidas. Eles lutam para manter esse estilo de vida por longos períodos. Eles podem achar difícil se encaixar na socialização, no trabalho e no exercício janelas em jejum. Isso pode levar a uma programação alimentar inconsistente que pode ter consequências prejudiciais.

Existem algumas outras questões a serem consideradas também. Algumas pessoas que tentam SE começam a perder o contato com os sinais que lhes dizem que estão cheios e com fome. Isso pode dificultar o cumprimento do FI a longo prazo, sem desenvolver um distúrbio alimentar.

Algumas pessoas propensas a distúrbios alimentares ficam obcecadas com comida e comida. Alguma compulsão durante a janela de comer. Outros pressionam cada vez mais o jejum e ficam apegados a não comer.

Portanto, é importante abordar o FI com cautela se você tiver um histórico de distúrbios alimentares.

No geral, porém, se não é apenas não prejudicial à saúde, pode ser positivamente bom para você. Pode ajudá-lo a gerenciar efetivamente seu peso e evitar a obesidade. Pode melhorar o seu metabolismo e a sua resistência à insulina. Também pode diminuir sua inflamação e aumentar o reparo celular, além de apoiar um trato gastrointestinal saudável.

Conclusão

Agora você conhece os benefícios e possíveis problemas associados ao jejum intermitente. Se você estiver pronto para experimentar, este livro deve informar tudo o que você precisa saber para começar.

Identifique por que você deseja experimentar o jejum intermitente. Você pode querer perder peso ou melhorar sua saúde. Você pode apenas querer ver se isso faz você se sentir mais concentrado e energético. Se você souber quais benefícios gostaria de ver, estará em melhor posição para o sucesso. Você também poderá priorizar a estratégia e os alimentos que serão melhores para seus objetivos.

Como você viu neste livro, existem vários planos de FI diferentes para você escolher. Você precisará considerar qual é o certo para você. Você pode preferir uma abordagem diária com algo como a dieta 16: 8. Como alternativa, um plano semanal, como jejum de dia alternado ou 5: 2, pode ser o melhor para você.

Você precisará considerar sua agenda e suas preferências pessoais. Pense nos momentos em que você se levanta e vai para a cama. Quando você tende a ficar com fome? Você está ocupado durante o seu dia? Você malha? As respostas a essas perguntas ajudarão você a escolher sua janela de refeições.

Se o jejum intermitente for bem-sucedido para você, ele precisará trabalhar efetivamente em torno do seu estilo de vida. Você precisa ter certeza de que pode manter sua dieta a longo prazo. Você só será capaz de fazer isso se for adequado às suas necessidades. Lembre-se de que o jejum intermitente deve facilitar sua vida, não mais. Se for muito difícil de seguir, você desistirá rapidamente. Você deve tentar seguir a dieta por no mínimo um mês para ver se está funcionando para você.

Ao acertar o jejum intermitente, você deve colher os benefícios rapidamente. Não apenas você deve perder peso, como deve se sentir mais enérgico e saudável. Você se sentirá mais concentrado e experimentará uma variedade de benefícios de saúde e bem-estar. De uma chance reduzida de desenvolver diabetes a uma vida útil potencialmente mais longa, as vantagens são numerosas.

Então, o que você está esperando? É hora de experimentar o jejum intermitente. Você tem certeza de experimentar os benefícios!

www.ingramcontent.com/pod-product-compliance
Lightning Source LLC
Chambersburg PA
CBHW080941260726
48661CB00010B/4033